用药撷英

主　编　高才达　张　勇

副主编　毛　燕　仇　军　李立华　张福磊

编　委　（以姓氏笔画为序）

丁　潇　毛　燕　仇　军　李长聪

李立华　杨　佳　邱新红　辛大永

张　虎　张鸿雁　张福磊　周艳朋

赵宾彦　柳迎春　唐冬梅　焦雪蕾

人民卫生出版社

·北　京·

版权所有，侵权必究！

图书在版编目（CIP）数据

用药撷英 / 高才达,张勇主编 . —北京：人民卫
生出版社,2024.2
ISBN 978-7-117-36037-1

Ⅰ. ①用… Ⅱ. ①高… ②张… Ⅲ. ①中药学–临床
药学–经验–中国–现代 Ⅳ. ①R285.6

中国国家版本馆 CIP 数据核字（2024）第 038606 号

人卫智网	www.ipmph.com	医学教育、学术、考试、健康，购书智慧智能综合服务平台
人卫官网	www.pmph.com	人卫官方资讯发布平台

用药撷英
Yongyao Xieying

主　　编：高才达　张　勇
出版发行：人民卫生出版社（中继线 010-59780011）
地　　址：北京市朝阳区潘家园南里 19 号
邮　　编：100021
E - mail：pmph @ pmph.com
购书热线：010-59787592　010-59787584　010-65264830
印　　刷：三河市博文印刷有限公司
经　　销：新华书店
开　　本：710×1000　1/16　印张：19　插页：2
字　　数：271 千字
版　　次：2024 年 2 月第 1 版
印　　次：2024 年 3 月第 1 次印刷
标准书号：ISBN 978-7-117-36037 1
定　　价：69.00 元
打击盗版举报电话：010-59787491　E-mail：WQ @ pmph.com
质量问题联系电话：010-59787234　E-mail：zhiliang @ pmph.com
数字融合服务电话：4001118166　E-mail：zengzhi @ pmph.com

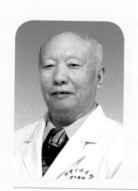

高才达

主任医师，北京市第三届"首都国医名师"，第五批、第六批全国老中医药专家学术经验继承工作指导老师，第一批北京市中医药"薪火传承3+3工程"学术经验继承指导老师；第六批北京市级中医药专家学术经验继承工作指导老师。建有全国名老中医药专家高才达传承工作室和北京市中医药"薪火传承3+3工程"高才达基层老中医传承工作室，现有各级传承弟子18名。

高才达主任出身于中医世家，为第四代传人，历经家传、师承、学院三条学习路径，学验俱丰。曾任北京市顺义区中医医院院长职务。从事中医临床工作60年，先后发表学术论文20余篇，主编《方药读验》《百方辨解》2部著作。

编者的话

余从医五十余年，素喜方药。中医辨证施治，理法方药不可缺失。中药的发明与运用，历史悠久，理论独特，品种繁多，分类颇细，体系完善，应用广泛，同中有异，异中有同，临床应用不可不知。在读学中药和临床处方用药时，尚感不足。医后思悟，愿将部分中药生炙药、同株药品，相似中药饮片主治功用加以梳理，并将其与方剂紧密结合，寻觅正确使用方法。

吾一直提倡医者应当做到"证出有辨，治出有法，方出有名，药出有理"。然而在临床医疗中，观诸多医方用药失准，效果不显，故参照诸多医籍，对中药部分饮片寻觅辨解。

吾将此书分上下两篇五章加以辨解，中药饮片植物药品较多，有的药在同一株上有许多部分都能入药，在功用上有所区别，故应知之。在中医方剂中的饮片非常讲究炮制，有些药要生用，有些要炮制后才能入药。如果在处方中只列简单药名，而不注明炮制，往往达不到治疗效果。还有一部分因名称功用不同，虽近似但使用区别很大，也列于此以求正效。在第四章我将个别中药饮片在处方中运用体会加以阐述，以求使用正确，达到应有治疗效果。在下篇中我把常用中药饮片运用区别列述于后，仅供参考。

此书在编写过程中得到全国名老中医药专家传承工作室全体成员的有力支持和帮助，在此表示感谢。

由于本人水平有限，知之不多，虽经数次修改，尚有余缺，还望指正。

2022 年 8 月 19 日

用药
撷英

目 录

下　篇

用药撷英

上　篇

第一章
同株类药

中药饮片种类繁多，在同属同株上选材不同，名称亦不同，药用功能亦有较大差异。因此，在组方运用时应有所区别。现选择25种同株70种饮片在处方中的运用加以区别论述。

1 麻黄茎与根，二者效不同

麻黄茎与麻黄根功效不同。麻黄，辛，微苦，温，入肺、膀胱经，属于辛温解表药，临床上分为生麻黄和炙麻黄。而麻黄根味甘性平是常用的止汗药。

生麻黄发汗解表力大，且有利水消肿之功。

炙麻黄蜜炙后发汗力小而平喘止咳效果较好。

麻黄根常用的止汗药，能引补气药到达卫分，固腠理而止汗。

麻黄四大功用

第一，发汗散寒，多用生麻黄。麻黄汤中以麻黄为君，麻黄配桂枝发卫分之郁，以透营分之邪。

第二，宣肺平喘，多用炙麻黄。以麻杏石甘汤为例，麻黄、杏仁相配麻黄性刚烈，杏仁性柔润，二药合用以增平喘止咳之效。临床上有"麻黄以杏仁为臂助"的说法。

第三，行水消肿。用生麻黄行水消肿主要治疗上半身水肿。其代表方为"越婢加术汤"（麻黄、生石膏、苍术、甘草、生姜、大枣、炒白术）。用麻黄治水肿可能出现以下四种情况：①水从汗解而消肿；②小便增多而消肿；③大便水泄而消肿；④微汗小便明显增多而消肿。麻黄用量一般为 3~10g，治疗水肿时用量要大，可由 10g 增至 15g，个别的可用到 20g 左右，但必须配石膏，其比例为3:1，可减少麻黄发汗的作用，从而达到宣肺利尿的功效。

第四，散阴疽，消癥结。代表方为阳和汤（麻黄、熟地、白芥子、鹿角胶、炮姜炭、肉桂、甘草），方中麻黄与熟地同用消散阴疽、痰核、流注、痞块，是最好的药对。古人总结出了"麻黄得熟地则通络而不发表，熟地见麻黄则补血而不腻膈"的经验。

麻黄根止汗

麻黄根与麻黄虽同为一种植物，但作用截然不同。麻黄根性平和，是常用的止汗药。它能引补气药到达卫分，固腠理而止汗，配生黄芪、煅牡蛎、浮小麦、党参、白术等，常用于阳虚卫气不固的自汗证。配地黄、山萸肉、五味子、柏子仁、麦冬、生牡蛎等，也可用于阴虚内热虚烦不眠、潮热盗汗证。

总之，麻黄主要有三大功效——发汗、利水、平喘。

第一，在发汗解表时单用达不到发汗效果，必须与桂枝相须为用。

第二，对于宣肺平喘，是靠宣肺和肃降来完成的，不但有宣，还有降。麻黄治咳嗽和气喘是宣肺气以平喘止咳，也就是不能宣肺肃降。麻黄止咳平喘最佳主治症是咳喘兼有风寒外感，但也可以加清肃肺热的药治疗肺热壅盛的咳嗽气喘，如麻杏石甘汤。

第三，麻黄有利尿之功，治疗水肿兼有表邪的风水证。其他水肿不适宜，因为它利尿作用不强。

第四，蜜炙麻黄会损耗其挥发油，发汗解表的作用有所减弱。而它的平喘止咳作用相对增强了。而且蜜本身也有一定的平喘止咳作用。

第五，麻黄治疗阴疽时配伍熟地，熟地得麻黄则补血而不滋腻。

第六，临床上对于肺虚作喘、外感风热、单臌胀、肺痨等均不可用麻黄。

另外，麻黄能收缩血管，升高血压，所以对高血压患者要慎用。由于它能兴奋中枢，对失眠者也要慎用。

2 桂枝肉桂同根生，散寒温阳两区分

桂枝与肉桂为同属植物，桂枝为樟科植物肉桂的干燥嫩枝，肉桂为樟科植物肉桂的干燥树皮。在中药学里桂枝属于辛温解表药，而肉桂则属于温里药，二者在临床应用上有较大区别。

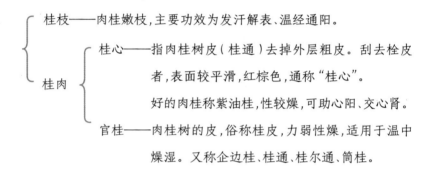

桂枝——肉桂嫩枝，主要功效为发汗解表、温经通阳。

桂肉

桂心——指肉桂树皮（桂通）去掉外层粗皮。刮去栓皮者，表面较平滑，红棕色，通称"桂心"。

好的肉桂称紫油桂，性较燥，可助心阳、交心肾。

官桂——肉桂树的皮，俗称桂皮，力弱性燥，适用于温中燥湿。又称企边桂、桂通、桂尔通、筒桂。

桂枝解表温阳，贵在助阳化气

桂枝辛、甘、温，归心、肺、膀胱经，具有发汗解表，温通经脉，助阳化气的作用。桂枝散寒解表，妙在温阳化饮。现代医学认为本品可解热、镇痛、镇静、抗惊厥、健胃止咳、利尿抗菌，概括而言，桂枝有六大功效。

第一，本品辛散温寒，可外行肌表而奏解表之效。多用于外感风寒，头痛发热，恶寒等症。如《伤寒论》中用于治外感风寒的麻黄汤，表虚有汗的桂枝汤以及加减方的诸多方剂，如桂枝加葛根汤、桂枝加厚朴杏子汤等。治外感风寒的大青龙汤，还有用于外寒里饮的小青龙汤都有桂枝。

第二，桂枝能祛风寒湿邪，温通经络而缓解疼痛。常与附子同用于桂枝附子汤。治疗脾胃虚寒的小建中汤、黄芪建中汤、当归建中汤中都用桂枝益气温中。

第三，本品能温化水湿，用于心脾阳虚，阳气不行，水湿内停而致的痰饮，如苓桂术甘汤；治膀胱气化不利的五苓散。

第四，桂枝能温通胸中阳气，多用于治疗胸痹、胸痛或心悸、脉结代之症，如温通胸中阳气的瓜蒌薤白桂枝汤。治疗心悸脉结代的炙甘草汤，方中不可缺桂枝。

第五，本品能温通经脉，散寒逐瘀，如用于经寒瘀滞、经闭痛经的温经汤，逐瘀消癥的桂枝茯苓丸。

第六，桂枝有横行枝节的特点，能引诸药横行至肩、臂、手指，故为上肢的引经药。用于治疗阳气不足而又血虚的四肢厥寒的当归四逆汤、当归四逆加吴茱萸生姜汤。治疗血痹肌肤麻木不仁的黄芪桂枝五物汤也用桂枝温经散寒。

总之，无论是《伤寒论》《金匮要略》，经方中用桂枝的不下数十处，就是在 5 版教材《方剂学》中也有近 30 首方剂用桂枝。桂枝在临床上使用较为广泛，用于发汗解肌、温阳通脉、助阳化气，但用量差别较大。临床上各方剂中桂枝的用量大不相同，其中用量最大的当属治疗奔豚心阳虚弱、寒水凌心证的桂枝加桂汤，为 15g。但治疗肾阳不足的肾气丸中桂枝只有 3g，与附子 3g 同用以微微生长肾气。治疗膀胱气化不利的蓄水证的五苓散中桂枝用 6g，意以温阳化气以助利水。治疗胸阳不振的枳实薤白桂枝汤中桂枝也只有 6g 以温阳散寒、降气平冲。其他方剂中多用 9g，从而告诉我们桂枝作为君药则重用，如为佐使药则少用为佳。

肉桂温阳驱寒，贵在引火归原

肉桂是树干的皮，辛、甘、热，归心、肝、脾、肾四经，具有补火助阳、散寒止痛、温通经脉的作用。其性浑厚凝降，守而不走，偏暖下焦，能助肾中阳气，并能纳气归肾，引火归原。主要作用有四点：

第一，本品可温补肾阳。肾阳不足则男子阳痿、精冷，妇女久不生育，以及尿频、小便不利等。临床上桂附八味丸、右归丸、右归饮、济生肾气丸都用肉桂温补肾阳。

第二，肉桂可温中逐寒，用于因受寒冷之气而导致的心腹疼痛、腹胀、下腹冷痛、寒疝、痛经等，如十全大补汤、人参养荣丸等。而独活寄生汤、桂附丸、少腹逐瘀汤等也用肉桂温散寒邪。

第三，本品可宣导血脉。用于阴证及气血虚寒，痈肿脓不溃或溃久后不收效的外科疾患。如阳和汤、托里黄芪汤、内补黄芪汤等都有肉桂温通血脉。

第四，肉桂可引火归原，用于肾阳虚衰而致虚阳上越出现的面赤、虚喘，汗出如油，足膝寒冷，脉虚无根及脉促弱等症。此为真寒假热的戴阳证。须速用好肉桂引火归原，纳气归肾。常配合熟地、山萸、五味子、人参、附子等。如上热下寒明显者，可配合元参、川断、牛膝、熟地、知母等。此时肉桂用量不可过大，1~2g即可。如交泰丸中，肉桂只用1g。

总之，肉桂其性浑厚凝降，守而不走，偏暖下焦，能助肾中阳气、纳气归肾、引火归原。在用量上不可太过，与附子同用，附子用量可大，因其走而不守；肉桂守而不走，故用量应少，引火归原时要更少，1~2g。

区 别 用 药

附子作用迅速急剧。能回阴寒中几欲散失的阳气（回阳救逆）救阴中之阳。救急药中多用附子。

肉桂作用和缓浑厚，能补下焦肾中不足的真火（温补肾阳），更能引火归原，以息无根之火，救阳中之阳。补益药中多用肉桂。

干姜温中散寒，偏入脾经气分，回阳通脉兼通心阳。

肉桂温中逐寒，偏入肾中血分，抑肝扶脾兼交心肾。

3 紫苏全株都是宝,各部作用要知晓

紫苏辛温,气味芳香,归肺、脾二经,主要用于解表散寒,兼有芳香理气和胃止呕的作用。紫苏其选用部位的不同故功效各异。

> 紫苏梗叶同用,和胃止呕,解鱼蟹毒。
>
> 紫苏叶解表散寒。
>
> 紫苏梗行气宽中、理气安胎。
>
> 苏子降气消痰,善治肺气喘逆、痰咳等症。

紫苏辛温,归肺、脾经,有香气,能芳香辟秽,祛湿化浊,解鱼蟹毒,所以常用于暑湿秽浊。如藿香正气散中用紫苏,一方面助藿香外解风寒,又能芳香化浊。鱼蟹中毒而致的胸闷呕吐、腹痛等用之最为恰当。

另外,紫苏配苍术、槟榔可用于脚气病;配生石膏、白芷可用于口臭病。

紫苏叶气味芳香,贵在解表散寒

紫苏叶主要是解表散寒,如加味香苏散中用苏叶配荆芥用以辛温芳香,发汗解表;在杏苏散中用苏叶配前胡解表散邪,微发其汗;在半夏厚朴汤中用苏叶芳香行气,理肺疏肝治疗梅核气。我认为选用紫苏梗更合适,以达行气舒郁之效。用苏叶时一般应后下为好。

紫苏梗行气宽中，且能安胎止呕

紫苏梗理气安胎，常见于妊娠呕吐、妊娠腹胀。如治胃虚的妊娠恶阻，在香砂六君子汤中往往加上苏梗。

紫苏子降气化痰，兼润肠通便

紫苏子下行消痰的作用比较明显，善治肺气喘逆、痰咳等。如在苏子降气汤中用苏子降气化痰，止咳平喘。方中特别提到略加苏叶与生姜以散寒宣肺，其为佐药。在定喘汤中用苏子合杏仁、半夏、款冬花降气平喘，止咳祛痰，其为臣药。在三子养亲汤中用苏子降气行痰，止咳平喘。

总之，紫苏叶为发散风寒之要药。紫苏梗没有发散风寒的作用，只有行气宽中的功效。如孕妇出现脾胃气滞，为避免紫苏叶温散之性，就应用紫苏梗。紫苏子既能止咳平喘，又能润肠通便。对于紫苏，既能发散风寒，行气宽中，所以也能用于咳嗽有痰或气滞胸闷的患者。

4 生姜干姜虽同株,散寒温中效各属

姜在临床上应用概率较高。在仲景先师所著《伤寒论》中共拟有 113 方,其用生姜者有 37 方,用干姜者有 23 方,体现了仲景对人体的胃气、阳气重视的程度非同一般。

临床用姜要把握分寸,一要分清生姜、干姜、炮姜、煨姜、生姜皮各自的性质作用,其功用不尽相同。二要重视姜的用量,以体察其整体药效关系。

> 生姜走而不守,发散风寒,并能止呕,气浮味平,半浮半沉,可升可降。
> 干姜守而不走,温中祛寒,温肺化饮,大辛大热,阳中之阳。
> 炮姜温经止血,温阳散寒,温通血脉。
> 煨姜比干姜而不燥,比生姜而不散,治胃寒腹痛,和中止呕。
> 生姜皮行水气,消浮肿。

生姜发散风寒,善能止呕

生姜辛、微温,入肺、脾、肾三经,有走而不守、重在发散的特点。李时珍对生姜亦有评价:"姜辛而不荤,去邪辟恶,生啖熟食,醋酱糟盐,蜜煎调和,无不宜之,可疏可和,可果可药,其利博矣。"刘元素也对生姜有评价:"生姜性温,通畅神明,痰嗽呕吐,开胃极灵。"

生姜的作用有四点:

第一,本品辛散温通,能发汗解表。祛风作用较弱,故适用于风寒感冒轻症。

最简单的方子："家庭三宝饮"即生姜、红糖和葱白。用于治疗风寒感冒初期，在临床上如桂枝汤、杏苏散均用生姜。一般桂枝汤类方药用生姜到9g，然而用于解表散寒的小青龙汤方中去掉桂枝汤中的生姜改用干姜6g，取其温化寒饮，助麻、桂解表而祛邪之用。

第二，生姜温肺散寒、化痰止咳，对于肺寒咳嗽，无论有无外感风寒，痰多少皆可选用。如三拗汤中生姜5片，宣肺解表、祛痰止咳。止嗽散也用生姜汤送服。

第三，生姜温胃散寒、和中降逆，其止呕见长，素有"呕家圣药"之称。随症配伍可治疗多种呕吐，如小半夏汤中用生姜10g，化痰散饮、和胃降逆。生姜具有开郁散气、辟恶除邪之效，主要是针对胃寒呕吐。如半夏厚朴汤中生姜15g，辛温散寒和胃止呕，且制半夏之毒。方剂中生姜用到15g的还有旋覆代赭汤。其重用生姜寓意有三，其一为和胃降逆以增止呕之效，二为宣散水气以助祛痰之功，三可制约代赭石的寒凉之性，使其降而不伐胃。此外，凡是症见呕者均可用之。个别人服药而呕者，每用生姜汁兑入药中，其效可验。

第四，生姜温中散寒，对寒犯中焦或脾胃虚寒胃脘冷痛者，食后而呕吐者，可收驱寒开胃、止痛止呕之效。如小建中汤、黄芪建中汤和当归建中汤均用9g生姜以温胃散寒。特别是吴茱萸汤生姜用到18g以温胃散寒，和胃止痛。除此之外，温经汤中也用6g生姜辛开散结，通降胃气，以祛痰调经。二陈汤类方中的导痰汤、温胆汤、十味温胆汤、半夏白术天麻汤中也都用一些生姜温胃止呕。

干姜温中祛寒，守而不走

干姜大辛大热，入心、肺、脾、胃、肾经，属阳中之阳，药守而不走。刘元素在《珍珠囊》中言："干姜大辛大热，阳中之阳，其用有四，通心助阳一也；去脏腑沉寒痼冷二也；发诸经之寒三也；治感寒腹痛四也。"这是对干姜临床应用言简意赅的总结。

干姜主要有三大作用：

第一，干姜大辛大热，可回阳救逆，常与附子配伍应用，更增回阳之功。在《伤寒论》中的四逆汤、白通汤、通脉四逆汤、回阳救逆汤中皆用干姜，都与附子同用，用于治疗肾阳衰微的寒逆证，以回阳救逆。但用量不同，一般3~9g，通脉四逆汤用到12g。

第二，干姜可温脾胃之阳，治疗脾胃虚寒之腹痛、呕吐、泄泻，用之均效。如理中丸、半夏泻心汤、黄连汤、乌梅丸等以干姜用治温中散寒、寒热不调。但在生姜泻心汤中除用于干姜宣散水饮外，而重用生姜12g。实脾饮也一样，干姜、生姜并用。干姜温脾阳助运化、散寒水之互结，用一些生姜益脾和中。

第三，干姜，辛温入肺经，能温肺散寒化痰。最典型的方剂当属小青龙汤。干姜在方中不仅温肺散寒化饮，还有燥湿化痰的作用。肾着汤（甘草、干姜、茯苓、白术）方中干姜12g，温脾散寒又能胜湿。

炮姜温经止血，兼通血脉

干姜炒炙后称炮姜，具有温经止血的作用，如生化汤中炮姜入里散寒，温经止痛。阳和汤也是用炮姜，入血分温阳散寒，温经通脉。

生姜皮行水气以消水肿

生姜皮辛凉和脾，利水消肿，取其皮以行皮之意。《方剂学》中用生姜皮的只有五皮饮。方中生姜皮和脾散水消肿，与其他四皮取其善行皮肉水气之功，利水消肿与利肺健脾同用。使气行则水行,皮水自消。我认为生姜皮在此方中有一个重要的作用,即湿为阴邪,非温不化是也。

煨姜温通和中且能辛散达郁

煨姜即烧生姜,只有逍遥散方中用煨姜温通和中,且能辛散达郁,助柴胡疏肝解郁。

总之,姜为灶厨之佐料,方剂中也不可缺失。临床用生姜如药房没有,可嘱患者在服药时加几滴姜汁以和胃止呕。

5 荆芥散全身之风，芥穗散头部风邪

荆芥味辛，性微温，入肺、肝经，属于辛温发汗药。临床上有荆芥、荆芥穗、荆芥炭、荆芥穗炭之分。

> 荆芥（茎穗同切用）适用于散全身风邪，祛血中之风。
>
> 荆芥穗适用于散头部的风邪。
>
> 荆芥炭用于止血，并可治疗产后失血过多和血晕症。
>
> 芥穗炭也称黑芥穗，作用同荆芥炭。

荆芥穗发汗解表，善散头部风邪

荆芥穗有发汗解表的作用，在加味香苏散中用于辛温解表；在银翘散中使用荆芥穗，一是辛凉中配以小量辛温之品，且又温而不燥，既利于透邪，又不背辛凉之旨。在川芎茶调散中使用荆芥穗在于辛散上行而散头部风邪而止痛。

荆芥祛风解表，散全身风邪

荆芥可以透邪，止痒，治皮肤病。如在消风散中与防风、牛蒡子、蝉蜕疏风透表共为君药，治疗风疹、湿疹。在防风通圣散中，荆芥与防风同用疏风解表以达到"外不伤表，内不伤里"之效。北京中医医院赵炳南赵老治疗皮肤瘙痒症的全虫方中也用荆芥以搜外风而止痒。

荆芥炭理血止血

荆芥炭能清血分伏热，又有理血止血作用。荆芥生用和炒炭用是炮制改变性能和功效、扩大临床应用的典型例子。生荆芥是偏温性的，其辛味作用趋势是升浮；炒炭后是涩味的，涩能收能涩，止血是一个收涩的作用，也是一个沉降的作用，所以通过炮制荆芥就由辛味变成了涩味，从升浮变成了沉降，所以说通过炮制改变了性能，同时也改变了功效。如在槐花散中使用芥穗炭以疏风而止血；在完带汤中，加入芥穗炭入血分祛风胜湿以止带。

总之，荆芥为祛风解表药，温性不强，药性平和，解表作用好，能祛血中之风，故为风病、血病、疮病、产后病的常用药。不论风寒表证还是风热表证都普遍应用。如解表散寒的香苏散，辛凉解表的银翘散。荆芥也用于散风止痒汤方，治疗过敏性皮肤病。荆芥穗多用于散头部风邪，荆并炭多用于止血。

6 桑树上的中药,一样不可少

桑树上桑叶、桑枝、桑椹和桑白皮都是药用部分。桑白皮味甘、辛,性寒,主要有泻肺火、降肺气,利小便的功效。近代医学研究认为,其有利尿、降压、镇静的作用。临床上主要有蜜炙和生用两种。

> 炙桑皮在蜜炙后可稍减其寒性,可润肺平喘。
>
> 生桑皮生用多利水。
>
> 桑叶凉血祛风,清热。
>
> 桑枝通关节,达四肢,治风湿疗痹痛。
>
> 桑椹滋阴补血,生津润燥,乌发。

蜜桑白皮泻肺平喘

炙桑白皮味甘性寒,归脾经,其功用为降肺中水气而平喘,降肺气而清肺止咳,消痰降气平喘。如清泻肺热、止咳平喘的泻白散中炙桑白皮往往与地骨皮同用。水饮停肺的喘急可配麻黄、杏仁、葶苈子宣肺逐饮。在补肺汤中与人参、五味子、熟地配伍治疗内有热而咳喘、气短,潮热盗汗。

生桑白皮利水消肿

生桑白皮利尿消肿,用于浮肿,小便不利之水肿实证。如治疗脾虚气滞水泛之皮水证的五皮饮中就有生桑皮。本品还有清热降压的作用。

桑叶疏散风热

桑叶,苦甘寒,归肺、肝经,有疏散风热、清肺润燥、平肝抑阳、清肝明目四大功效。常用于外感风热、发热、头昏、头痛、咳嗽、咽喉肿。如用于治疗风热感冒的桑菊饮;治疗燥热伤肺的桑杏汤;治疗温燥伤肺、气阴两伤的清燥救肺汤;治疗肝经实热的桑麻丸都有桑叶。在治疗肝阳上亢的镇肝熄风汤中也可加入桑叶。在治疗妇女崩漏的加味当归补血汤中桑叶用至 30g 以凉血止血。

桑枝祛风湿、利关节

桑枝苦辛,归肝经,有祛风通络、利关节作用。常用于风热痹痛,四肢拘挛,如《本事方》常用本品治疗风热痹痛。《景岳全书》中的桑枝膏治疗筋骨酸痛,四肢麻。我在治疗骨关节病中偏于风湿的,常在骨刺方中加用桑枝。

桑椹滋阴补血,生津润燥

桑椹甘、酸,归肝、肾经,寒能补益肝肾之阴,兼能凉血退热,适用于肝肾阴虚,头晕耳鸣,头目昏花,关节不利、乌发等。如首乌延寿丹、二至丸中都有桑椹,亦可治疗消渴,肠燥便秘。我在临床上治疗脱发时常加入本品。本品有清热凉血止血的作用。

总之,桑树上的药用取材较多,但多偏于苦寒。桑叶有疏散风热、清肺润燥、平肝抑阳、清肝明目四大作用。桑叶平肝凉血,止血作用不可忽视。桑白皮甘、寒,对于肺寒者当慎用,所以在泻白散中往往加入粳米保护胃气。生桑皮利水消肿作用较强。桑枝祛风湿达四肢、温经络,寒性不大。桑椹酸、甘、寒,补肝肾之阴,兼能凉血退热,是治疗脱发不可多得的良品。

区 别 用 药

地骨皮益肾除虚热,清肺中火热,入肺经血分,降肺中伏火。

桑白皮利尿消肿,清肺中火热,入肺经气分,降肺中实火。

车前子利水偏于利水之下窍。

桑白皮利水偏于利水之上源。

黑桑椹滋阴补肾功力大。

桑椹滋阴补肾功力小。

7 治失眠，谈合欢

乔本植物合欢药用部分，有合欢皮和合欢花，性平，在临床上治疗作用有所区别。

> 合欢花安神解郁，无活血消肿作用。
> 合欢皮安神解郁，兼活血消肿。

合欢皮安神解郁，且能活血消肿

合欢皮味甘，性平，归心、肝两经，功用为安神解郁，活血消肿。

第一，合欢皮有安神解郁的功效，多用于情志所致的忿怒忧郁，虚烦不安，健忘失眠等症。可单用，亦可与柏子仁、龙齿等同用。如柏子养心丸、枕中丹中都可以加入合欢皮。

第二，合欢皮有活血之功，用于跌打骨折及痛肿、内痛等症。治骨折常与当归、川芎等同用；治肺痈配合白蔹，即合欢饮；治痈疽疮肿，常与蒲公英、野菊花同用，如五味消毒饮。

合欢花味甘性平，有安神解郁之功。适用于虚烦不安，抑郁不舒，健忘失眠等症，如天王补心丹、枕中丹都可加入本品。

总之，合欢花与合欢皮虽为一种植物上的花与皮，但作用有别。合欢花能解郁安神，适用于虚烦不眠、躁扰不宁、健忘多梦等症。而合欢皮能使五脏安、心志欢快，还有活血祛瘀、续筋接骨之功。正如《神农本草经》所言"合欢皮，主安五脏，和心志，令人欢乐无忧"。

8 天花粉清热生津能排脓,全瓜蒌清热化痰能宽胸

天花粉是瓜蒌的干燥块根,应称瓜蒌根,味甘,性寒,有清热生津、解毒排脓的作用。瓜蒌甘寒,属于化痰药,临床上瓜蒌入药有瓜蒌根、全瓜蒌、瓜蒌皮、瓜蒌子四个部分。

天花粉(瓜蒌根)清热生津、解毒排脓。

全瓜蒌清热化痰、宽胸通便。

瓜蒌皮清热化痰、利气宽胸。

瓜蒌子润肺化痰、润肠通便。

天花粉清热生津、解毒排脓

天花粉味甘,微苦,微寒,归肺、胃经,清热之功优。现代医学研究认为,它具有抑菌、抗癌、降糖、中期引产的作用。中医认为其有清热生津、消肿排脓的作用。其主要有四种功效:

第一,本品能清胃热,降心火,生津止渴,用于热病热邪伤津而出现的口干舌燥、烦渴以及消渴症的口渴多饮。如用于热病烦渴可配伍芦根、茅根、麦冬等;如治疗消渴症的玉液汤就用天花粉为臣清热生津止渴。治疗热病烦渴的沙参麦门冬汤则配沙参、麦冬、玉竹等。

第二,本品能清泻肺热,降膈上之热痰并调肺燥。如治疗肺热燥咳的贝母瓜蒌散和射干兜铃汤中都有天花粉。

第三，本品有清热泻火，排脓散肿的功效，常用于痈肿疮疡，热毒炽盛，赤肿焮痛之症。如内消散，多与银花、贝母、皂荚刺配伍。治疗热毒炽盛脓已成的仙方活命饮也有天花粉。

第四，本品还可用于中期妊娠引产、恶性葡萄胎及毛膜上皮癌。

全瓜蒌清热化痰，利气宽胸

全瓜蒌甘，微苦寒，归肺、胃、大肠经，有清热化痰、利气宽胸、润肠通便的作用，具体如下：

第一，瓜蒌甘寒而润，善于清肺润燥，稀释稠痰，如贝母瓜蒌散。若痰热内结，咳痰黄稠，胸闷大便秘结者，则在清气化痰丸中用的是瓜蒌仁。

第二，本品既能清肺胃之热而化痰，又能利气散结以宽胸，通胸膈壅塞。如瓜蒌薤白半夏汤和小陷胸汤中都用全瓜蒌。可治疗胸痹、结胸症。

第三，本品有润肠通便之功，常与火麻仁、郁李仁、枳壳等同用。

第四，全瓜蒌也可用于乳痈肿痛，常与蒲公英、乳香、没药同用。配鱼腥草、芦根等治疗肺痈、咳吐脓血。配败酱草、红藤治疗肠痈。

总之，天花粉不仅清热力强，具有清气分热、清肺热、清胃热三个方面功效，一般用量 10~20g，但治疗消渴症的玉液汤中可用至 30g。

瓜蒌在古代可分为三个部分即全瓜蒌、瓜蒌皮、瓜蒌仁。瓜蒌皮重在清热化痰、宽胸理气；瓜蒌仁重在润燥化痰、润肠通便；全瓜蒌则兼有瓜蒌皮、瓜蒌仁之功效。

区 别 用 药

石斛生津止渴,滋肾阴明目作用大于天花粉。

天花粉生津止渴,清火养胃阴作用大于石斛。

天冬、麦冬养阴生津止渴,但其性黏腻,容易碍胃。

天花粉生津止渴,且能益胃。

9 竹叶清热除烦,竹茹清热化痰

竹叶甘淡寒,归心、胃、小肠经,是一味清热泻火药,可除烦利尿。与它同株的中药有竹茹和竹沥、天竺黄。

> 竹叶清热泻火,除烦利尿,生津,卷而未放的幼叶称竹叶卷心(四季采摘)。
>
> 淡竹叶清热泻火,除烦利尿(夏季采摘)。
>
> 竹茹清热除烦,化痰止呕(去青皮后中间层刮丝而成)。
>
> 姜竹茹清热除烦,化痰止呕作用强。
>
> 竹沥祛经络四肢、皮里膜外的痰浊(鲜竹火烤灼而流出的黄色液体)。
>
> 天竺黄清热化痰,清心定惊(青皮竹秆内分泌物干燥后块状物)。

竹叶清热除烦而生津

竹叶甘、淡、寒,归心、胃、小肠经,功能清热除烦、生津止渴。淡竹叶利尿渗湿。

第一,本品甘寒,主归心经,能清心火以除烦,入胃经而清胃火以止渴。如用治热病伤津、心烦口渴的竹叶石膏汤,竹叶配石膏清透气分余热以及在清营解毒透热的清营汤中使用竹叶卷心清热解毒、轻清宣透。

第二,本品性寒,能泻心胃实火,甘淡能渗湿利尿。如治心胃火盛的导赤散,方中使用竹叶清心利尿,养阴除烦。在祛暑清热的清络饮中使用鲜竹叶卷心清心而利水。

除此而外,在辛凉透表、清热解毒的银翘散中也有竹叶,用以清热生津。

竹茹清热化痰

竹茹甘、微寒，具有清热化痰、除烦止呕之效。

第一，竹茹甘寒性润，善清化热痰，治肺热咳嗽、痰黄稠者。如在清泻肺热、止咳平喘的泻白散中可加竹茹；治疗胸闷痰多、心烦不寐者，用于理气化痰、和胃止呕的温胆汤中多用竹茹。

第二，本品能清热降逆止呕，为治热性呕逆之要药。如与黄连、黄芩、生姜同用的竹茹饮，治疗胃虚有热之呕吐。如降逆止呕、益气清热的橘皮竹茹汤。如治胎热恶阻呃逆时可与炙枇杷叶、陈皮同用，为了防止寒性过偏，可使用姜竹茹。

竹沥清热豁痰定惊开窍

竹沥甘、寒，归心、肺、肝经，具有清热豁痰、定惊利窍之功。

第一，本品性寒滑利，祛痰力强，治痰热咳喘、痰稠难咳，顽痰胶结者最宜。如竹沥达痰丸。

第二，本品入心、肝经，善涤痰、清热而开窍定惊。治中风口噤，如涤痰开窍的涤痰汤。

天竺黄清心定惊开窍醒神

天竺黄甘、寒，归心、肝经，具有清热化痰、清心定惊、开窍醒神之功。

第一，本品清化热痰、清心定惊之功与竹沥相似，而无寒滑之弊。如治小儿痰热惊风的抱龙丸。

第二，本品以清热化痰为主，常配贝母、瓜蒌、桑白皮。

总之，竹叶清香透心，微苦凉热，气味俱清。经曰：治温以清，专清心气，味淡利窍，使心经热血分解。竹叶有生津止渴之效，淡竹叶利尿作用佳。

竹茹清热化痰，下气止呕之要药也。此药甘寒而降，善除一切火热痰气为疾，用之立安，如诸病非因胃热者勿用。姜竹茹可缓寒而止呕作用强。

竹沥性寒而滑，大抵因风火燥热而有痰者宜之。竹沥性寒滑，用时可加入生姜汁数滴，既可增加其行经络、达四肢、祛皮里膜外之痰的效果，又可防其过寒害胃。

竹茹、竹沥、天竺黄均来源竹，性寒，均可清热化痰，治痰热咳喘。竹沥、天竺黄又可定惊，用治热病或痰热所致的惊风、癫痫、中风昏迷、喉间痰鸣；天竺黄定惊之力尤胜，多用于小儿惊风、热病神昏；竹沥性寒滑利，清热涤痰力强，大人惊痫中风、肺热、顽痰胶结难咯者多用；竹茹长于清心除烦，多用于治痰热扰心的心烦失眠。

区别用药

灯心草清心利尿，偏治五淋，尿道涩痛而小便不利。兼入肺经。

淡竹叶清心利尿，偏治心中烦热，舌红，尿赤，小便不利。主入心经。

淡竹叶清上焦烦热，凉心利水。

竹茹清中焦烦热，和胃止呕。

枇杷叶清肺胃之热,偏用于风热实火引起的咳嗽、呕吐。

竹茹偏用于虚热、痰浊导致的心烦、呕吐。

白芥子性温,能除皮里膜外之痰。

竹沥性寒,偏于除经络之痰。

天竺黄清心经热痰,其性偏燥。

竹沥清心经热痰,其性滑利。

胆南星偏于涤清肺、脾、肝三经的热痰。

天竺黄偏于清豁心经的热痰。

10 金银花清热解毒，忍冬藤通经活络

金银花甘、寒，归肺、心、肾经，具有清热解毒、疏散风热之功。现代研究认为金银花具有抗菌消炎、抗病毒、降血脂的作用。临床上使用金银花较多，其茎叶名为金银藤或忍冬藤。金银花（又名忍冬花，也有人称谓二宝花，或双花），是常用的清热解毒药。

> 金银花清热解毒作用强。
>
> 忍冬藤功同金银花，但作用较小，兼有通经活络功效。

金银花清热解毒，疏散风热

金银花具有以下三大作用：

第一，清热解表。适用于温病初起，邪在卫分，热在上焦的外感风热或温病初起时使用，如银翘散。若热在气分，出现壮热、烦渴、脉洪大者，可配白虎汤用之。若热入营血，症见斑疹隐隐、舌绛而干，可选用清营汤清热解毒、透邪凉血解毒。

第二，清热解毒。对血分毒热壅滞而生痈肿疮疡，红肿热痛，甚或化脓溃烂，使用五味消毒饮、仙方活命饮。治疗脱疽的四妙勇安汤，治疗下肢丹毒的五神汤；治疗肠痈的清肠饮和神效托里散中都用金银花清热解毒。

第三，清热止泻。对于热毒停滞于中焦而致发热腹痛、大便带脓血，里急后重，如在芍药汤中加入金银花以增强清热止痢之效。

忍冬藤清热疏风,通经止痛

忍冬藤性味功效与金银花相似,味甘,性寒,归肺、肾经,多用于痈肿疮毒,如神效托里散。此外,本品又能清经络风湿热邪而止疼痛,故用于温病发热、风湿热痹。

总之,金银花是清热解毒药,又是解表药。作为清热解毒药,它适用于温热病的各种病症,在温热病的各个阶段都常用,治疗卫分和气分热都可以应用。

金银藤也叫忍冬藤,功效与金银花一样,但解毒作用差,不如金银花,治疗风湿痹证,金银藤比金银花好。

区 别 用 药

金银花兼能散风热,升散透达的作用大于连翘。

连翘兼散血中郁火壅结,消肿散结的作用大于金银花。

11 大青叶清热解毒，板蓝根专利咽喉

大青叶、板蓝根、青黛都属于同一类植物，是不同的药用部位。三者同归属清热解毒药，临床上功用有所不同。

> 大青叶清心胃热毒，偏用于瘟疫热证，凉血解毒化瘀作用胜于板蓝根。
>
> 青黛泻肝经郁火，偏用于惊痫斑热。（茎叶加工而成）
>
> 板蓝根利咽喉，治大头瘟，治头面红肿，咽喉疼痛作用大于大青叶。

大青叶清热解毒，凉血消斑

大青叶味苦，性大寒，归心、胃经，主要有清热解毒、凉血的作用。

第一，本品苦寒，善解心、胃二经实火热毒，又入血分而能凉血消斑，气血两清，故可用治温热病、心胃毒盛、热入营血、气血两燔、高热神昏、发热发斑，如犀角大黄汤；用于风热表证、温病初起、发热头痛、口渴咽痛，如清瘟解毒丸。

第二，本品苦寒，既能清心胃实火，又善解瘟疫时毒，最常用于温病、瘟疫、瘟毒所致高热神昏，咽喉肿痛，头痛牙痛，口舌生疮，出疹发斑，吐血衄血等。

青黛清热解毒，清肝泻火

青黛味咸苦，性寒，归肝、肺经，主要作用与大青叶差不多，但凉血作用比大青叶更好，并且有消膈上热痰的作用。它的作用主要有四点：

第一，本品能凉血解毒，去肝、肺诸经郁热，常用于热毒发斑及血热妄行的吐血、咯血等，如青黛石膏汤、青金散。方中都有青黛。

第二，本品善清肝胆郁火，又能解毒，从而达到息风止痉的作用，常用于小儿惊风、发热、痉挛等，如凉惊丸。

第三，本品能清肺热以消痰止咳（即消膈上之热痰），用于热咳气急痰稠之症，如青黛海石丸、黛蛤散。

第四，本品内服或外用有清热解毒、凉血散肿功效，用于疖腮肿痛及热毒痈疡。单用或与玄参、银花、连翘等配伍。

板蓝根清热解毒、凉血利咽

板蓝根味苦，性寒，归心、胃经，主要有清热凉血、解毒利咽的作用，常用于以下几种情况：

第一，本品降心火，清胃热，凉血解瘟毒，用于治疗大头瘟，即风热瘟毒侵入血分而致头部红肿，发热，咽喉肿痛甚至神昏谵语，如普济消毒饮中常与黄连、牛蒡子、玄参、连翘等配伍。

第二，本品可治风热毒火上犯咽喉而致咽喉红肿热痛，如在清瘟败毒饮中可加入板蓝根。

总之，大青叶、板蓝根和青黛都能清热解毒、凉血消斑，均可用于疮痈肿痛、咽喉肿痛和温热病的各个阶段，但大青叶对于血热瘀斑的作用好一些，板蓝根治疗咽喉肿痛的效果较佳，青黛的优势是治疗内科的肝热和肺热症，尤其是肝经热证。

12 茯苓是个宝,层层功效好

茯苓为多孔菌茯苓的菌核,多寄生于松科植物赤松或马尾松等树根上。它的部位可以分出多种药材,其作用各有不同。

> 茯苓为茯苓的中间部位,色白,淡渗利湿。
>
> 赤茯苓为紧靠近茯苓皮的部位,色淡红,偏于清热利湿。
>
> 茯神为茯苓围绕松木生长的部分,又称抱木神,偏于宁心安神,专治心神不安,惊恐。
>
> 茯神木为茯苓菌核中间的松根,可治心掣痛,偏于舒筋止挛。
>
> 茯苓皮为茯苓外面的皮质部分,偏于利水消肿,长于行皮肤水湿。

茯苓利水渗湿,且健脾宁心

茯苓甘、淡、平,归心、脾、肾经。茯苓有三大功用:利水除湿,宁心安神,益脾止泻。在临床组方中应用广泛。据不完全统计,在第 5 版《方剂学》中使用茯苓及其衍生物共有 80 多处之多。其中,大都集中在补益剂、安神剂、治燥剂、祛痰剂、祛湿剂等十二个门类中,分别选用有茯苓、茯神、茯神木、赤茯苓、茯苓皮。

从方剂上分析,二陈汤类方、四君子汤类方、苓桂剂各类方中多使用茯苓。

茯苓的第一个作用是利水渗湿。因为茯苓淡渗利湿,能利尿消水。凡五脏六腑身体各部出现水湿停留的证候,皆可用茯苓治疗。这在祛湿剂当中最多,如燥湿和胃的藿香正气散,利水渗湿的五苓散、四苓散、茵陈五苓散、胃苓汤、猪苓汤、防己茯苓汤，温化水湿的苓桂术甘汤、真武汤、附子汤、实脾饮。祛风胜湿的独活寄生汤、三痹汤中用茯苓利水渗湿体现最为明显。其中，六和汤、黄芩滑石汤、五皮饮中用的都是茯苓皮。藿朴夏苓汤、五淋散用的是赤茯苓以增加清热利湿之力。

茯苓的第二个作用是益脾止泻，能助脾运化水湿而达到健脾的作用。在补益剂中的四君子汤、异功散、六君子汤、香砂六君子汤、参苓白术散、七味白术散中都有体现。温化水湿剂中的苓桂术甘汤、苓桂姜甘汤、肾着汤、真武汤、实脾饮中用茯苓健脾止泻，温化水湿更为明显。

茯神宁心安神

茯神善宁心安神，常用治失眠健忘。如珍珠母丸、定志丸、天王补心汤、柏子养心丸、定痫丸以及天麻钩藤饮中都用的是茯神，只有酸枣仁汤，虽然《方剂学》中是茯苓，但用茯神更合方义。生铁落饮和不忘散中茯神和茯苓同时用，在阿胶鸡子黄汤中治疗阴虚不得眠用的是茯神木以平肝安神。

茯苓用处虽多，但需注意阴虚津亏者不宜用，滑精者以及孕妇亦须慎用。

总之，正如《世补斋医书》所言，"茯苓一味为治痰之药，痰之本，水也，茯苓可以行水。痰之动，湿也，茯苓又可行湿"。

另外，由于茯苓归心、肾二经，所以升则入心，宁心安神，降则入肾，利湿滋肾。茯苓味甘能补，味淡则能渗，药性平和，既可祛邪又可扶正，利水而不伤正气，实为利尿消肿之要药，可用于治寒热虚实各种水肿。

除此而外，在《方剂学》中用茯苓处甚多，以二陈汤为基础方的各类祛痰剂，以六味地黄丸为基础方的补肾阴、补肾阳等诸多方剂中都有茯苓，发挥其淡渗利湿化痰之功。

区 别 用 药

猪苓利水之力大于茯苓,无补益作用,多用于祛邪,不用于补益。

茯苓淡渗利湿,益脾宁心,兼有补益之性,祛邪扶正均可使用,多用于补益剂中。

13 车前子止泻利小便,车前草清热又凉血

车前子与车前草是同一种植物。车前子味甘性寒,归肝、肾、肺、小肠经,有利水清热通淋,益肝肾,明目的功效。车前草有利湿清热之功,兼能凉血止血。

> 车前子利水清热,明目止泻。
> 车前草利湿清热兼能凉血止血,可治尿血、吐血、衄血。

车前子作用有四:消水肿、通淋闭、疗目疾、止泻泄。

第一,车前子消水肿。《方剂学》中使用该功效的方子不多,只在治疗肾虚水肿的济生肾气丸方中有车前子,其他利水消肿的方剂中大多没有使用车前子。在临床中常配合茯苓、泽泻、冬瓜皮等用于治疗各种水肿。

第二,车前子甘寒滑利,性善降泻,能利湿清热,通淋闭,可用于因湿热下注热结于膀胱、小肠而致小便淋沥不畅,欲尿不出,不尿自滴,尿道疼痛,甚至小便癃闭,点滴难下。如治疗肝经湿热的龙胆泻肝汤、治疗湿热淋证的八正散中都用车前子。止带剂中的完带汤、易黄汤也用车前子,以淡渗利湿,使湿从小便而解。另外在排石汤中也常用车前子与车前草同用清热利湿。

第三,车前子可疗目疾,因其甘寒能清热明目,可用于肝火上炎所致目红、目肿、目痛等急性眼病。另外,车前子有养阴滋补肝肾的作用,可用于肝肾阴虚而致两目昏暗,视力减退等。如在明目地黄丸中可以加入车前子。

第四，车前子可止泻泄，治疗因湿引起的水泄。常用"分利止泻法"，即用利尿药引导水湿从小便排出而达到止泻目的。在异功散、痛泻要方中都可以加入车前子使用。

总之，车前子与茯苓、泽泻、猪苓等渗湿利水药不同，其利水而不伤阴，兼能清热。车前子煎汤，润滑如浓稠米汤，也是起润滑的作用而利水道。关于止泻作用，其止泻是通过渗湿作用完成的。中医理论认为无湿不成泻，凡是泻都是与湿有关，所以用利尿药引导水湿从小便排出而达止泻目的，也叫做"利小便而实大便"。所以车前子止泻功能比较特殊。关于车前子治疗目疾，只适用于肝火上炎的目疾。

区 别 用 药

滑石利水兼能祛暑。

车前子利水兼能益肝肾明目。

14 冬瓜皮利水消肿,冬瓜子利湿排脓

冬瓜皮、冬瓜子为同一种植物的二个药用部分:

> 冬瓜皮甘寒,有利尿作用,主要用于治疗各种水肿。
>
> 冬瓜子味甘微寒,功能排脓利湿,降痰清肺,润燥导滞。

冬瓜皮利水消肿

冬瓜皮甘、凉,归脾、小肠经,功效利水消肿,清热解毒。冬瓜皮在五苓散、五皮饮方中可加入,以治疗水肿,但须佐用一些生姜、姜皮、陈皮等以防其寒。此所谓湿为阴邪,非温不化。冬瓜皮常用于热性水肿,以清热利水消肿。

冬瓜子利湿排脓

冬瓜子性味甘寒,功效清肺化痰排脓,用于肺热咳嗽、肺痈、肠痈。如治疗肺痈的苇茎汤、治疗肠痈的大黄牡丹皮汤都用冬瓜子。

总之,冬瓜皮是一味利水的药,用于水肿、小便不利,由于其性味平淡,故其用量大也比较安全。也有医者用它治疗肥胖症,利湿以达到减肥的目的。冬瓜子味甘、微淡,治疗内痈,用量可重用至30g。

15 附子多名称,作用缓与轻

附子是温热药之一,味辛甘,性热,有毒,有回阳救逆、逐寒燥湿、温肾助阳的作用。其性走而不守,能内达,能外彻,能升能降,通达十二经。凡凝寒痼冷(指寒气久伏于身体某一经络、脏腑形成局部的寒症,经久不愈,多见于脾胃虚弱内有寒饮或寒湿久痹的患者)痹结于脏腑、筋骨、经络、血脉者,附子皆能开、通、温、散;凡阳气将脱,四肢厥逆冰冷,凉汗淋漓或绝汗如油者,皆可用之回阳救逆。

现代医学认为附子有促进肾上腺皮质功能、抗炎镇痛、升高血压、强心的作用。临床上应用附子,因其加工方法不同而名称有异:

炮附子是附子经过加工而成的,最常用,药力足,效果快。

淡附片由附子顺着切,用硫磺熏过的,颜色较淡。药力较为缓和。

黑附片是附子经过加工后,加黄糖及菜油制成调色剂染成茶色。与炮附子药效差不多。

黑顺片为黑附片顺着切而成,作用同黑附片。

白附片为附子顺着切,再用硫磺熏制。药力稍小于以上几种。

川乌为乌头的母根,形状像乌色的乌头,水浸煮。辛苦热,有大毒,祛风湿,散寒止痛。

草乌性味功效同川乌,而毒性更强。

白附子是另一种色白形似附子的药材,性偏上行,能祛风燥痰,偏于头面风痰之疾,无助肾阳作用。

附了的二大功效：

第一，回阳救逆，用于亡阳证。症见冷汗自出，四肢厥逆，脉微欲绝。附子能上助心阳以通脉，下补肾阳以益火，挽救散失之元阳，为回阳救逆之要药。如四逆汤可用于回阳救逆，参附汤可回阳固脱。

第二，逐寒燥湿，可用于风寒湿痹而致气血凝滞，关节肌肉疼痛，筋骨麻木，屈伸不利。如治疗寒湿内侵、全身骨节疼痛的附子甘草汤或在独活寄生汤和三痹汤中都可加入川乌以逐寒燥湿。

第三，温肾助阳，用于肾阳虚引起的生殖功能低下，男子阳痿，女子宫寒不孕，可配合鹿角胶、熟地、菟丝子、枸杞子、巴戟天等同用，如治疗肾阳虚的肾气丸、治疗肾阴精亏虚的右归丸、右归饮和治疗肾阳虚水肿的济生肾气丸、十补丸都有附子。

此外，附子能温一身之阳，对卫阳虚自汗者，可与黄芪、桂枝同用。如治疗寒积里实寒秘的大黄附子汤、温脾汤，在治疗热痞的附子泻心汤等方中，附子都发挥温阳散寒的作用。

川乌、草乌为母根，散寒止痛祛风湿，川乌辛、苦、热，有大毒，归心、肝、肾、脾经，具有祛风湿、散寒止痛之功。其功用有二：第一，本品辛热升散苦燥，疏利迅速，开通关腠，驱逐寒湿，善于祛风除湿散寒，有明显的止痛作用，为治风寒湿痹证之佳品，尤宜于寒邪偏盛之风湿痹痛。如治疗寒湿侵袭历节疼痛，不可屈伸的乌头汤和治疗寒湿瘀血留置经络肢体筋脉挛痛，关节屈伸不利的活络丹。第二，本品辛散温通散寒止痛之功显著，常用于阴寒内热之人，腹冷痛，如乌头赤石脂丸；再如治疗寒疝，绕脐腹痛，手足厥冷的大乌头煎。第三，本品有止痛作用，可治跌打损伤，骨折瘀肿疼痛，如回生续命丹。草乌辛、苦、热，有大毒，祛风湿，散寒止痛。草乌一是善于祛风除湿，温经散寒，尤善于治疗寒邪偏盛所导致的风湿痹痛。二是辛散温通。其散寒止痛的效果明显，因此常用于治疗阴寒内盛导致的心腹冷痛，寒疝疼痛。三是可用于治疗跌打损伤、骨折瘀肿导致的疼痛。古代医家还常常以草乌作为麻醉的止痛药。

总之，附子由于加工方法不同而名称各异，其功效略有不同。第一，附子具有回阳救逆之功，但其强度不够，所以往往配干姜、甘草，如四逆汤。第二，它能补火助阳治疗阳虚，多用于肾阳虚、脾阳虚和心阳虚。第三，散寒止痛祛风湿，附子不如乌头。

对于附子的用量，各地区悬殊极大。附子虽有走而不守，通行十二经之性，能内达能外彻，能升能降，但宜久煎。如果用量过大，能否在有限的溶剂中溶解更多的有效成分，需要区别对待为好。临床上应注意这一点。

白附片与白附子功用是不同的，白附子是祛风痰药，治头面之风。附子是温阳散寒药，主回阳救逆、温散寒湿。禹白附俗称白附子或关白附，与附子、川乌不属同科，附子属于毛茛科，禹白附属于天南星科。禹白附的功用与附子大不相同，其主燥湿化痰、祛风止痛、解毒散结。临床使用牵正散，常以禹白附与全蝎、白僵蚕同用化痰息风。

区 别 用 药

肉桂——助肾阳，暖下焦，能引上浮之火下归于肾（引火归原）。

附子——回阳气，通行十二经能追复散失欲绝的元阳（肾阳）。

川附子——逐风寒湿，偏于入肾经，温助肾阳。

白附子——祛风痰寒湿，偏于入胃经，治上部头面之风。

16 高良姜散寒能止痛，红豆蔻温中能解酒

高良姜味辛，归肾、大肠经。性热，有温胃散寒、消食的作用。良姜子又名红豆蔻，有醒脾燥湿之功。

> 高良姜温胃散寒消食。
> 红豆蔻温中散寒，醒脾燥湿，消食解酒。

高良姜散寒能止痛

高良姜温中、散寒止痛，用于脘腹冷痛、呕吐、泄泻等。如用于散寒止痛的二姜丸、良附丸（与炮姜同用）；用于治疗寒凝肝气郁滞的良姜丸；用治心腹绞痛加剧，两胁支满，烦闷不可忍者的良姜汤。用于胃寒呕吐可配半夏、生姜；胃气虚弱者可配异功散。

红豆蔻温中能解酒

红豆蔻辛、温，归脾经，功能温中散寒、行气止痛、解酒毒。用于寒湿所致脘腹冷痛或饮酒过度所致的呕吐、腹泻、不欲饮食。

总之，良姜属于辛热之品，不可重用，3~6g即可。胃寒引起的冷痛和呕吐。最常用的是良附丸。

区 别 用 药

干姜温中作用在于脾而温脾寒,用治脐腹寒痛。

良姜温中作用在于胃而散寒,常用于治脘腹疼痛。

生姜重在温,长于外达走表,祛风寒,止呕吐。

良姜重在辛,长于温中走里,散内寒,止疼痛。

17 橘的药用部位多,皮、络、核、叶效可得

橘子是一种常用的水果,吃过橘子后扔掉的部分其实都可入药。

《本草备要》中对陈皮的作用有很好的论述,陈皮"辛能散,苦能燥能泻,温能补能和,同补药则补,泻药则泻,升药则升,降药能降。为脾肺气分之药,调中快膈,导滞消痰,利水破癥,宣通五脏"。橘子药用部分多,主要是陈皮、橘红、橘络等。

陈皮为长期存放的橘皮,理气消胀开胃的作用大于橘红。

广橘红即广陈皮去白,偏于入肺,适用于外感咳嗽痰多胸闷者。

化橘红为没有成熟,或者已接近成熟芸香料植物干燥后的果皮去白,化痰力量大,对痰多、痰稠、痰黏者适用。

橘络有化痰通络作用,常用于咳嗽、胸胁闷痛以及手指疼痛者。

橘核散结止痛,常用于止疝气痛。

橘叶疏肝解郁,常用于胸胁闷痛,乳房发胀等。

陈皮理气消胀

陈皮辛、苦、温,归肺、脾经,主要作用有三点:

第一,陈皮气香,性温,能升能降,具有理气运脾,调中快膈之功,常用于脾胃气滞所致的脘腹胀满、嗳气、恶心呕吐等。如治胃气虚兼气滞的异功散,治疗脾胃气虚、痰阻气滞的香砂六君子汤,治疗脾胃气虚兼痰湿的六君子汤都用陈皮

降气和胃止呕。治疗外感风寒兼有气滞的加味香苏散及治疗外感风寒、气郁不舒的香苏散中用陈皮舒肺脾之气。

第二，陈皮为肺脾气分药，既能理气又能燥湿，多用于湿浊中阻的胸闷、腹胀、纳呆、倦怠、大便溏薄，舌苔厚腻及痰湿壅滞、肺失宣降、咳嗽痰多的气逆等。如治疗湿滞脾胃的平胃散用陈皮理气化滞；治疗外感风寒、内伤湿滞的藿香正气散用陈皮降逆止呕。（《方剂学》中陈皮后面都标明了去白，可理解为广橘红。）在治疗脾虚肝旺痛泻的痛泻要方中用炒陈皮理气醒脾。

第三，在使用党参、黄芪、白术、山药、熟地、生地等补药时，如配合一些陈皮同用可避免胸闷、中满、食欲不振等不适，从而充分发挥补药的补益作用。如治疗脾虚气陷证的补中益气汤，治疗脾虚肝郁、湿浊带下的完带汤中都佐用少量陈皮（5~6g），即是此理。

陈皮是以橘子皮陈久者为佳。古人云"陈久者良"，是因其减少燥性。产于广州新会的橘子皮称为新会皮，性味辛、苦、温，归脾、肺经，功善理气健脾，燥湿化痰。

化橘红祛痰止咳

化橘红有祛痰止咳作用，用治中焦湿痰上犯或外感风寒导致肺气不利而发生咳嗽、痰多、胸闷不思饮食，舌苔白腻，脉滑等。如治疗痰湿的二陈汤、治疗痰厥的导痰汤、治疗燥痰咳嗽的贝母瓜蒌散、治疗风痰上扰证的半夏白术天麻汤中都用的是橘红，而不是陈皮。在治疗痰热咳嗽的清气化痰汤、治疗心胆虚怯的十味温胆汤、治疗风邪犯肺的止嗽散中，《方剂学》中虽写的陈皮，但标明去白，所以均可理解为橘红。

橘核行气散结

橘核为橘的种子,性味苦平,归肝经,功能行气散结止痛,用于疝气、睾丸肿痛及乳房结块等症。如治疗疝气的茴香橘核丸。

橘络通络化痰

橘络为橘的果皮及果肉的筋络,性味甘苦平,归肝、肺经,功能宣通经络行气化痰,用于痰滞经络,咳嗽胸胁胀痛。

橘叶疏肝理气

橘叶为橘树叶,性味辛苦平,归肝经,功能疏肝行气消肿散结,用于胁肋胀痛、乳痛、乳房结块及癥瘕等症。

总之,陈皮的功效可概括为行气调中、燥湿化痰,简单而言就是行气消胀。其主要作用在脾胃,具有一定的消胀、开胃、止呕作用。在临床用方时,对于何时用陈皮、何时用橘红,往往不十分清晰。简单来讲,以理气消胀为主的用陈皮,以化痰为主的用橘红,用于通经络化痰选橘络,用于疏肝理气选橘叶。

区 别 用 药

青皮为橘未成熟的果实皮,偏入肝、胆经,破气散滞,兼能治疝。

陈皮为橘成熟的果实皮,偏入肺、脾经,理气和胃,兼能化痰。

18 宽中下气，枳壳缓，枳实速也

枳实与枳壳，属于同一种植物的果实。枳实为未成熟的果实，枳壳为接近成熟的果实（去瓤）。两者都属于理气药，功效虽近似，但临床应用仍有区别。《药性赋》云："宽中下气，枳壳缓而枳实速也。"

> 枳实为柑橘类植物嫩的果实，比较小，力强，偏于破气消积，破降下行之力强。
> 枳壳为柑橘类植物接近成熟果实的壳。力缓，偏于理气消胀，开胸宽肠之力强。

枳实破气消积，化痰除痞

枳实味苦，性微寒，归脾、胃、大肠经，主要有破气、消积导滞、除痞之功。

第一，枳实善于破泄胃肠结气，对心下痞痛，胃脘硬胀，食滞腹胀，腹痛、肠胃结气、大便不畅等疗效好。如治疗泄热通便的小承气汤、用于阳明腑实证的大承气汤、润肠通便的麻子仁丸等都用枳实。

第二，枳实破气结的作用很强，善治气结形成的坚积。如治疗脾虚气滞、饮食停聚的枳术汤、枳术丸，治疗脾虚气滞、寒热互结证的枳实消痞丸、治疗湿热食积证的枳实导滞丸以及治疗脾胃虚弱、饮食内停的香砂枳术丸等，都用枳实。

第三，用于治疗痰浊阻塞气机，胸脘痞闷的枳实薤白桂枝汤，治疗寒湿疝气的橘核丸中都有枳实。

第四，本品能活血而止痛，可用于治疗产后瘀滞腹痛、烦躁，如枳实芍药散。

枳壳理气消胀,开胸宽肠

枳壳味苦酸,性微寒,归脾、胃、大肠经,以行气宽中除胀为主,如用于积滞内停,湿蕴生热证的木香槟榔丸。

总之,芸香科植物橘的药用部分比较多,但以陈皮、青皮为最重要。陈皮偏于理气而青皮偏于破气散滞。橘皮辛散升浮,长于行气健胃,燥湿化痰。青皮辛、酸沉降下行,长于梳理肝胆气分,兼能消食化滞。两者合用,青皮行气于左,陈皮理气于右,左升右降,升降调和,共奏疏肝和胃理气止痛之功。

枳实与枳壳同属芸香科植物酸橙,枳实破气消积,枳壳理气消胀,枳实性烈,枳壳性缓,枳实性沉,枳壳性浮,枳壳主上,枳实主下。上者为气,下者为血,枳壳行气于胸,枳实行气于腹,两者合用,气血双调,疏通上下,行气消胀,消积除痞,相得益彰。

区 别 用 药

青皮为未成熟果实皮,偏于破气散滞,兼治疝,破肝气气结。

陈皮为成熟的果实皮,偏于理气和胃兼以化痰。

枳实为接近成熟的果实,偏于理气,消痈,开胸宽中之力强,破胃肠气结。

木香行肠胃滞气,偏于理气消胀。

枳实为娇嫩果实,偏于破气消积,破气下行之力强,破肠胃结气,偏于导滞消积。

19 厚朴下气,朴花理气

厚朴味苦辛,性温,归脾、胃、肺、大肠经,属于芳香化湿药(也有将其放在理气药中)。主要作用是下气除满、燥湿、消胀。近代医学研究显示厚朴有解热、健胃、止泻、镇静、止呕功效,为行气消胀的要药。临床上用药主要有以下三种:

> 生厚朴偏于下气,燥湿能除胃满,降积滞,偏于中下二焦。
>
> 姜厚朴偏于止呕。
>
> 厚朴花功用同厚朴,但药力较小,兼能理气,偏于中上二焦。

厚朴燥湿消痰下气除湿

厚朴的作用有二点:燥湿消痰,下气除满。

第一,厚朴苦燥辛散,温能驱寒,长于行气、燥湿、消积,用于湿阻、食积、气滞而致脾胃不和之脘腹胀满。如治疗湿滞脾胃证的平胃散,和解少阳、祛湿和胃的柴平散,宣畅气机、清利湿热的三仁汤,解表化湿的藿朴夏苓汤中用厚朴行气化湿,消胀除满。在枳实消痞丸中厚朴为臣以行气除满;在峻下热结的大承气汤与小承气汤中厚朴与枳实行气散结,消痞除满。

第二,厚朴能降肺气,消痰涎而平喘咳。如《伤寒论》桂枝加厚朴杏子汤用厚朴下气平喘。姜厚朴功用同厚朴,但止咳作用强,在连朴饮、苏子降气汤中使用的就是姜厚朴以行气化湿,并与姜半夏同用以止呕。

厚朴花芳香化湿行气宽胸

厚朴花性味功用与厚朴大致相同,但药力较小,兼芳香化湿,行气宽胸,能理肝气,治肝胃气滞,胃脘闷痛,偏于上中二焦。

总之,厚朴主要有三个作用:行气、燥湿和平喘。厚朴的行气主要是消胀,因为气滞以后会出现腹胀、疼痛或痞闷。厚朴以苦味为重,苦降下气消积除胀满,又下气消痰平喘,既可除无形之湿满,又可消有形之实满,为消除胀满的要药。

关于厚朴燥湿的问题,它与苍术燥湿的作用相似。由于厚朴有浓烈的香味,所以又称为芳香化湿药。但厚朴的燥湿作用不如苍术,所以它不是治疗湿阻中焦的要药。在平胃散中厚朴只能作为苍术的辅助,增强苍术的燥湿作用,补充苍术行气的不足。

关于厚朴平喘的问题,主要是降气,可以治疗气喘。厚朴既能够降肺气,缓解哮喘和咳嗽,又可以通过燥湿行气,减少生痰之源。如桂枝加厚朴杏子汤是治疗咳喘无痰的。苏子降气汤用了厚朴、牛蒡子和其他化痰的药物,桂枝汤本身是没有化痰作用的。所以说厚朴治疗痰喘、痰多痰少都可以用,其主要能够让上逆的肺气有所下降。临床上遇到咳嗽、咳痰伴胸闷恶心时,可用姜厚朴。

区 别 用 药

青皮破肝气郁结,治因怒胁痛。

厚朴下胃肠积气,治肠满腹痛。

苍术燥湿,能除脾湿,升清阳。

厚朴燥湿,能除胃满,降积滞。

两者都能燥湿,一升一降。

20 大腹皮消胀利水，性如铁石

大腹皮和槟榔均来源于棕榈科植物，大腹皮为冬季至次春采收未成熟的果实制成的果皮，也叫槟榔皮儿；槟榔是棕榈科植物的种子。槟榔味辛，性温，归胃、大肠经。降气破滞气是它的特长，兼能行气下水，消积杀虫。大腹皮微温味辛，归脾、胃、大肠、小肠经，功能下气宽中利水消肿。

> 生槟榔消有形的坚积，降气而行痰。
>
> 焦槟榔行气消积导滞，缓泻而通便。
>
> 大腹皮散无形的气滞，消胀而利水。

槟榔长于降气

第一，槟榔长于降气，前人经验认为"性如铁石之降"，能把人体最高部位的滞气，降泻至极下之处，所以，对于因气逆、气滞所造成的胸腹胀闷、嗳气呕逆、腹满便难、里急后重、脚气水肿都可使用。

治疗胸腹胀闷，常配合枳壳、苏梗、藿香、厚朴花等同用，如行气降逆、宽胸散结的四磨汤；治疗嗳气呕逆常配合生赭石、旋覆花、苏子、丁香、半夏、竹茹等同用；治疗腹满便难常配合厚朴、枳实、大黄等同用，如治里急后重常配合木香、厚朴等同用。如清热燥湿、调气和血的芍药汤，行气导滞、攻积泻热的木香槟榔丸等。治疗脚气水肿常配合紫苏、陈皮、木瓜、防己等同用。如治疗温阳健脾、行气利水的实脾饮，用焦槟榔。

第二，槟榔有行痰下水、消积杀虫之功，用于气滞不运而致痰食积滞、痰癖癥癥（肝脾肿大及良性肿物、囊肿以及某种肌肉紧张等），虫积、疳积、腹水胀满等症。痰食积聚、痰癖可配合焦三仙、莱菔子、黑白丑、三棱、莪术、枳实等同用；虫证、疳积可配合使君子、乌梅、雷丸、南瓜子、焦三仙、鸡内金等同用，如化虫丸。

大腹皮消胀利水

大腹皮微温味辛，归脾、胃、大肠、小肠经，功能下气宽中利水消肿，用于湿阻气滞，脘腹痞闷胀满、大便不爽及水肿、脚气等。临床上如藿香正气散用大腹皮行气化湿；疏凿饮子中既用大腹皮又用槟榔行气导水；五皮散中亦用大腹皮行水气消胀满。

另外，在柴胡达原饮中也用槟榔配合柴胡、枳壳、厚朴、青皮、草果等同用于痰湿阻于膜原。

总之，槟榔长于降气，性如铁石之降，将能把人体最高部位的气降至极下之处，此时多用生槟榔。对于消积，严格来讲是缓泻消积而通便，行气消胀多用焦槟榔。

关于用量问题，作为缓泻、利尿行气药一般为 10g 左右。如果用于驱虫药至少要用 60~100g，量小了则驱力不足。临床使用时一定要注意，槟榔使用不当会引起胃肠绞痛，还会促进唾液分泌、流涎、周身汗出、瞳孔缩小。如果出现这样的情况，可用阿托品。另外，嚼槟榔不是一个好习惯，不仅染其牙齿，还会引起口腔癌变。

区 别 用 药

枳实消导积滞,除痞满功效大于槟榔。

槟榔降气下行的效力大于枳实,兼能杀虫。

使君子杀蛔虫,促运化。

槟榔驱绦虫,消疳积。

槐花与槐角同属于槐树上的花和果实,具有凉血和止血的功效,但二者是有区别的。

> 槐花凉血止血功能优于槐角,用于各种出血症。
>
> 槐角止血作用比槐花弱,而清降泄热之力则较强且能润肠。

> 炒槐花止血作用强。
>
> 炒槐角泻热力强,多用于痔疮下血。

槐花凉血止泻

槐花苦微寒,归肝、大肠经,性凉苦降,能泄血分之热,用于各种出血之症。适用于血热妄行所致的出血病症,尤其治下部出血,如便血、痔血,也可用于咳血和吐血。在临床上,我常用本品治疗因血燥引起的皮肤瘙痒症。在全虫方中也使用槐花。

槐花生用可清肝火或者保护血管的脆性。槐花生用可以泡茶,降低血管的脆性;炒用可治疗各种出血症,也可以用于肠风下血。而槐角常用于痔疮出血。

槐角治痔下血

槐角多炒用,其泄降泄热力强,常用于痔疮肿痛出血之症,如地榆槐角丸。

总之,槐花性寒长于清肝火,适用于肝火上犯导致的目赤、头胀、头痛等。《日华子本草》曰其"治五痔、心痛、眼赤、热毒及肠风下血"。

区 别 用 药

槐花苦寒之性较弱,多用于下焦。

地榆苦寒之性较强,多用于下焦。

22 益母茺蔚同根生,行瘀活血各不同

益母草又名坤草,味辛、苦,性微寒,归心、肝、膀胱经,专入血分,是妇产科常用之品。功能行瘀血,生新血。行瘀血而新血不伤,养新血而瘀血不滞,兼能利水消肿。其子名为茺蔚子,作用近似益母草。

> 益母草行瘀养新。
> 茺蔚子作用虽似益母草,但兼能明目益精,行中有补。

益母草祛瘀生新

益母草为妇科常用之品,无论胎前、产后皆可随症选用。前人称之为"经产良药"。由于本品辛开苦泄,能活血祛瘀以通经,为女子妇科经产要药,多用于妇女血脉阻滞之月经不调、经行不畅、小腹胀痛、经闭、产后瘀阻腹痛、恶露不尽以及跌打损伤、瘀血作痛等。在《方剂学》中,有益母草的方剂多与其他药配伍使用。如治疗痛经的温经汤,治疗子宫肌瘤的桂枝茯苓丸,治疗月经不调的益母草膏。在益母胜金丸中用的是茺蔚子,近期许多医者治疗闭经往往加入茺蔚子。

本品有利尿消肿作用,用于小便不利、水肿,可单用,也常与鲜茅根合用以增强利尿消肿之效。

另外,本品又能清热解毒,用于治疗疮痈肿痛、皮肤瘙痒。

茺蔚子明目益精

茺蔚子凉肝明目,适用于肝热头痛、目赤肿痛等,常与青葙子、决明子同用。若与枸杞子、生地黄等滋补肝肾之品配伍,还可用治目昏暗而有翳膜者。需要注意的是,瞳孔散大、血虚无瘀者慎用。

总之,益母草功能补血调经,为妇科的常用药。其味苦辛散,专入血分,多用于妇女血滞经闭痛经、产后恶露不尽及瘀滞腹痛。但其绝不是妇科专用药,男性也可以应用,如治跌打损伤和冠心病。我在临床上治疗经络不通经常加一些益母草。益母草最大的特点是行瘀血而新血不伤,养新血而瘀血不滞。

茺蔚子作用虽似益母草,但它主要用于眼科,治疗肝热又有瘀滞的目赤肿痛。

23 皂荚皂刺性辛温，祛痰祛风各不同

皂荚又称猪牙皂、大皂荚，味辛咸，性温，有小毒，归肺、大肠经，为作用强烈的祛痰药，并有开窍搜风的作用。其棘刺称为皂荚刺或皂刺。

> 皂荚消痰积，破癥结，下风秘。
> 皂荚刺偏于活血散结，常用于痈疽未溃时。

皂荚祛顽痰

第一，皂荚有很强的祛痰作用，用于顽痰阻塞，胸闷咳喘、咯痰不爽，如皂荚丸。

第二，皂荚有开窍的功效，用于猝然昏迷，口噤不开，以及癫痫、痰盛、关窍阻闭病症。一般研末外用吹鼻取嚏。而稀涎散治中风牙关紧闭，皂荚多与明矾研末灌服。

第三，《本经》言"主风痹死肌，邪风，风头泪出，利九窍"。赵炳南赵老在全虫方中多用皂荚治疗皮肤瘙痒症。我在临床上治疗神经性皮炎、皮肤皲裂、脱皮者常用此药去死皮。

皂刺托毒排脓

皂荚刺性味辛温，功用虽与皂荚差不多，但功能托毒排脓，活血消肿，适用于痈

疽疮毒初起或脓成不溃者。如治疗阳证痈疡肿毒初起的仙方活命饮,治疗正虚痈疡肿痛的透脓散中都有皂荚刺。全虫方中也用皂荚刺活血消风。

总之,皂荚有小毒,不可重用,1~2g即可,但此药治疗皮癣、皮肤瘙痒有奇效,特别去死皮的作用不可小视。皂荚刺多用于外科的痈疽疮毒初起或脓成不溃者。脓已溃不可用。

区 别 用 药

白芥子辛窜,偏行皮里膜外,胸胁肋旁之处而温化痰结。

皂角偏用于痰盛咳逆,中风痰盛及腹中痰积结块。

24 莲一身全是宝，入药部位真不少

莲是多年生水生草本植物，一身都可入药，全身是宝，主要有以下几种药材：

莲子肉养心健脾，补肾固涩。

莲子心清心泻热，止血涩精。

莲须清心固肾，涩精止血。

莲房消瘀止血。

荷叶清暑利湿，升阳止血。

荷梗清热解暑。

生藕节止血化瘀。

藕节炭收涩止血。

莲子养心健脾补肾固涩

第一，莲子甘涩平，归心、脾、胃三经，具有益肾固精，健脾止泻止带、宁心安神之功效。莲子肉入心经，治疗心肾不交而心神不安、失眠多梦等症。常配合茯神、远志、柏子仁、珍珠母、龙齿等同用。入肾经，有养心血、益肾气、交通心肾之功。

第二，莲子肉甘平补益，入脾经，能健脾益肠胃，补脾止泻。如益气健脾、渗湿止泻的参苓白术丸中用莲子肉甘涩固肠。

第三，莲子肉也入肾经，有补肾固精之功效，用于肾虚遗精。如涩精补肾的金

锁固精丸中配沙苑子、莲须、龙骨、牡蛎等同用。此外,还可用于妇女崩漏、白带过多等症。

莲子心清心泻热止血涩精

莲子心为莲子中的青嫩胚芽,味苦性寒,功能清心祛热、止血、涩精。如清宫汤有莲子心与连翘心、连心麦冬、竹叶心等以清心解毒、养阴生津。

莲须清心固肾涩精止血

莲须为莲花中的花蕊,味甘涩,性平,功能清心固肾,涩精止血。如金锁固精丸中与莲子肉同用。

莲房消瘀止血

莲房为莲的成熟花托即莲蓬壳,味苦涩,性温,功能消瘀止血,可治崩漏带下、尿血等症,一般炒炭用。

荷叶清暑祛湿升阳止血

荷叶为莲的叶片,味苦涩,性平,功能清暑利湿,升阳止血。如治疗暑热病的清络饮中用鲜荷叶边,治疗吐血、衄血的四生丸用生荷叶,治疗血热妄行的十灰散用荷叶炭。

荷梗清热解毒

荷梗也有清热解暑作用,在清暑益气汤中就用荷梗助西瓜翠衣清热解暑。

藕节止血化瘀

藕节为莲地下茎的节,味甘涩平,有收涩止血的作用,用于各种出血症,其中最大的特点止血而不留瘀。生用止血化瘀,炒炭用收敛止血。如凉血止血、利水通淋的小蓟饮子中用生藕节凉血止血。

总之,莲全身是宝,各个部位均能入药,其效正如《神农本草经》所言"主补中,养神,益气力",从《本草纲目》里说,"益心肾、厚肠胃,强筋骨、补虚损、利耳目……"

区 别 用 药

芡实甘平固涩,偏于固肾涩精。

莲子甘平固涩,偏于养心健脾。

25 存阴补精话枸杞，清热泻火地骨皮

枸杞子味甘性平，归肝、肾经，是一味滋补肝肾、益精明目的佳品。枸杞叶和根在临床上都为药用。

> 枸杞子滋补肝肾，益精明目。
>
> 枸杞叶苦甘而凉可清上焦毒热，代茶饮之可止消渴。
>
> 地骨皮（枸杞子的根）能清虚热，退骨蒸。

枸杞子存阴补精

第一，枸杞子可用于肝肾不足的腰膝无力、脐腹隐痛、阳痿不举，大便溏泄等症。如治疗肾中阳精不足的右归丸、右归饮和治疗肾中阴精不足的左归丸、左归饮以及治疗肾精亏虚的五子衍宗丸中都有枸杞子，用以滋补肾精。

第二，枸杞子也可用于肝肾不足，精血不能上注于目而致两目昏暗，视物模糊不清，如滋肾养肝明目的杞菊地黄丸、明目地黄丸、石斛夜光丸中都有所体现。在七宝美髯丹中用枸杞子配合何首乌、茯苓、菟丝子、补骨脂等滋肾水益肝血治白发。我在治疗脱发时，在生发饮中也加入枸杞子。

第三，枸杞子还有生津止渴的作用，如滋阴疏肝的一贯煎中使用枸杞子配沙参、麦冬、当归滋阴养血生津以柔肝。本品不单用于消渴、降血糖，也可用于降血脂治疗脂肪肝。

地骨皮清热泻火

地骨皮,味甘,微苦,性寒,主要有清肺火、清虚热的作用。如治疗肺热喘咳症的泻白散,治疗风劳病的秦艽鳖甲散与治疗肝肾阴虚、虚火内扰证的清骨散中都用地骨皮清虚热。

总之,枸杞子功效主要是补肝肾、益精血明目,具有存阴补精之性。历来人们把枸杞子作为延缓衰老和保健作用。又因精血是肾阴和肾阳的物质基础,因此它也在补阴和补阳的方中广泛使用,如治疗肾精亏虚的左归丸和右归丸。

现代药理研究显示,枸杞子可以提高人体免疫力,降低胆固醇,抗血管粥样硬化,有保肝、降血糖、降血压等多方面作用。所以我治疗脂肪肝时往往将枸杞子与山楂、何首乌等同用。

地骨皮微苦,性寒,因其苦寒太盛,故泻白散中加入粳米以护胃。无粳米可用山药代替。

区 别 用 药

山茱萸滋肝肾,兼能降肝胆之火。

枸杞子滋肝肾,兼能益肾中阳。

桑椹子滋阴补血,兼能润燥。

枸杞子滋养肝肾,益精明目。

第二章
饮片炮制用药鉴别

中药饮片讲究宗古炮制。其中不少药物必须经过一定的炮制处理，才能符合临床用药的需要。而炮制前后其药性有所改变，在方剂中运用各有所长。现对37种常用中药饮片的生熟制品在方剂中的运用加以区别阐述。

柴胡辛、苦,微寒,归肝、胆、肺经,是临床上常用的解表疏肝药。临床上主要分北柴胡、南柴胡、醋柴胡、酒柴胡和竹叶柴胡。

> 北柴胡疏散退热,多用于感冒发热,寒热往来,和解少阳,退热升阳疏肝。
>
> 醋柴胡疏肝解郁,多用于肝郁气滞,胸肋胀痛,月经不调。
>
> 酒柴胡升举阳气,多用于气虚下陷,子宫脱垂、脱肛。
>
> 南柴胡药力柔和,用于疏肝解郁。
>
> 竹叶柴胡药力最薄,只适用于气郁轻证。

柴胡的主要作用有五点:

第一,北柴胡主要作用是解表退热,多用于表证发热和少阳证。本品辛散苦泄,微寒退热,善于祛邪解表退热和疏散少阳半表半里之邪。对于感冒发热,无论风热、风寒表证皆可使用。如正柴胡饮中与防风、生姜等药配伍治疗风寒感冒。如与葛根、黄芩、石膏等配伍解表清里,用于寒邪入里化热的风热表证,如柴葛解肌汤。与菊花、薄荷、升麻等配伍可预防风热感冒。若伤寒邪在少阳,寒热往来,胸胁苦满,口苦咽干,目眩,可用小柴胡汤治疗。

第二,醋柴胡辛行苦泄,性善条达肝气,疏肝解郁。如治疗肝失疏泄、情志抑郁的妇女月经不调、痛经等的柴胡疏肝散;治疗肝郁血虚、脾失健运的逍遥散、丹栀逍遥散、黑逍遥散等。

第三，北柴胡或酒柴胡具有升举脾胃清阳之气的作用，可治疗中气不足、气虚下陷所致的胃下垂、久泻脱肛、子宫脱垂、肾下垂等。常与人参、黄芪、升麻等同用的补中益气汤、升阳益胃汤、升陷汤等都用少量柴胡帮助黄芪以升阳举陷。

第四，北柴胡可治疗热入血室证，用于妇女外感发热、月经来潮，或者月经行完，外邪乘虚而入亦可用小柴胡汤治疗。

第五，可用于治疗疟疾寒热往来。

总之，临床上使用较多的是北柴胡和醋柴胡。一般解表退热使用北柴胡，疏肝解郁用醋柴胡。

柴胡解表退热时用量比较大，少用则效不显。如小柴胡汤中柴胡用至 24g，如疏肝解郁或升举阳气用量较小 3~5g 就够了，如补中益气汤中只用 6g。

区 别 用 药

北柴胡退热，擅解少阳经的实热。

银柴胡退热，擅退阴分的虚热。

柴胡和解表里，主治邪居少阳，往来发热。

青蒿清肝胆虚热，兼治温热留连、寒热交作，似表似里、类虚类实或暮热早凉，久久不愈。

柴胡先降而后升，升气散结而升郁调经。

前胡先升而后降，下气降火而化痰止咳。

2 生石膏大寒解肌除烦，煅石膏外用敛疮祛湿

石膏辛甘大寒，归肺、胃经，内科中用生石膏清热泻火，除烦止渴，外科中用煅石膏敛疮祛湿止痒。

> 生石膏清肺胃火热，能清火，止渴，除烦退热。
>
> 煅石膏外科常用敛疮祛湿止痒或作为石膏绷带用。

石膏大寒解肌除烦

生石膏大寒，归肺、胃经，临床上有五大作用：

第一，生石膏用于伤寒阳明经热，外感风寒，传变化热出现高热炙手，全身大汗而高热不退，口大渴，思冷饮，烦躁甚或神昏狂乱，脉洪大而数。如白虎汤中用生石膏以制阳明气分内盛之热。在白虎加人参汤、白虎加桂枝汤、白虎加苍术汤也是此意。

第二，生石膏用于时行热疫、流行性传染病表现为恶寒发热，头痛目痛，颇似伤寒造成气血两燔。临床上往往用于解毒化斑、气血两清的清瘟败毒饮。

第三，生石膏用于温病发斑，即温病热毒深入血分而高热发斑，或皮下红斑如锦纹，妄狂不宁。如临床上用化斑汤中生石膏发挥其清热作用。

第四，生石膏用于胃火牙痛，即胃经火热而致牙痛、齿龈红肿、口渴、大便干秘

等症。如在清胃散中可加入生石膏。也有因脾胃伏火引起的口疮、口臭。在泻黄散中也用生石膏清热泻火。在治疗伤寒、温病、暑病之后余热未清的竹叶石膏汤中用生石膏清热除烦以达到"以大寒之剂而为清补之方"之目的。临床上用于胃热阴虚的玉女煎更用生石膏辛甘大寒以清"阳明有余"之热。

第五,生石膏用于肺热咳喘,外感风寒,肺气不宣,邪热内郁引起的咳嗽、气喘、口渴、痰黄。在麻杏石甘汤中生石膏倍于麻黄,使宣肺而不助热,清肺而不留邪,"火郁发之"之理。越婢汤中用生石膏亦是此理。

煅石膏敛疮祛湿

煅石膏末,溃而不散,可外用疮疡、湿疹、水火烫伤等,有清热收敛之效,可单用或配伍青黛、黄柏等。

总之,生石膏的主要功效是清热泻火,能治疗温热病清气分之热,又能清肺热和胃热,也能清泻脾胃伏热,但不能清心热和肝热。

对于石膏的用量,一般以30g为准。因为石膏在汤剂中只是一种悬浮液,用量再多,汤剂的总量也是有限的,石膏的化学溶解和对颗粒的悬浮量也是有限的。煅石膏只能外用,不可内服。

区 别 用 药

寒水石清热泻火,清肺胃实火,偏入血分,无解肌达表之力。

生石膏清热泻火,清肺胃火热,偏入气分,兼有解肌达表,使邪外透的效力。

大青叶用于时行热疫,苦咸大寒,用于心胃毒热,狂热烦乱,血热赤斑,热毒赤痢。

生石膏用于时行热疫,辛甘而寒,用于肺胃疫热炽盛,头痛如劈,大汗烦渴等。

3 栀子散三焦火热,生炒仁炭各有所偏

栀子味苦性寒,归心、脾经,是常用的清热泻火药,能清泻三焦火热,祛湿解毒。现代医学研究表明,栀子有促进胆汁分泌的利胆作用,对多种细菌有抗菌作用。

> 生栀子走气分而泻火,苦寒性比较强。
>
> 炒栀子入血分而凉血止血,炒后降低苦寒之性以增强止血效果。
>
> 栀子仁偏于走里而清内热,治心烦。
>
> 焦栀子入血分而凉血止血。
>
> 栀子衣偏于达表,祛肌肤之热。

第一,生栀子清泻心、肺、胃之火邪而除烦,凡一切由于火热所致的头痛、目赤、牙痛、咽喉痛、口舌生疮、火毒疔肿、发热烦躁、大便干结、小便黄赤等症都可应用。如泻火解毒除烦的黄连解毒汤、泻火通便的凉膈散中用的是栀子仁,泻三焦之火下行。清热泻火凉血的清瘟败毒饮、治疗脾经伏火的泻黄散用的都是生栀子,以清脾胃之火。

第二,生栀子用于肝胆湿热郁结所致的黄疸、发热、小便短赤,如清利湿热、利胆退黄的茵陈蒿汤、栀子柏皮汤。

第三,生栀子用于湿热下注而致的热淋,如八正散、龙胆泻肝汤中都用栀子配合众药清热利湿。

第四,炒栀子与栀子炭有凉血止血作用。用于血热妄行的吐血、衄血、咳血、尿血等症。如十灰散、咳血方、小蓟饮子等，都用炒栀子。

第五，栀子皮用于清肺热，临床上治疗温燥伤肺的桑杏汤中的栀子是用栀子皮。

总之，栀子是一味清泻三焦火热的良药，上行清心肺之热，在中清肝胆之热，在下泻大肠之热，既入气分又入血分，也能清热利湿，凉血解毒，凉血止血，但它不能生津。目前栀子只有生栀子和炒栀子及栀子炭。皮、仁较难区分。

区　别　用　药

黄芩偏用于泻中、上二焦火热。

黄连偏用于泻心胃的火热兼能燥湿。

黄柏偏用于泻下焦膀胱、肾的火热。

栀子可用于泻上、中、下三焦的火热。

4 黄芩治诸热，酒芩泻肺火

黄芩味苦性寒，归肺、胆、脾、胃、大肠、小肠经，是常用的清热燥湿和清热泻火药，能泻中焦实火，燥肠胃湿热，清少阳郁热，兼能凉血安胎。

现代医学研究表明，黄芩有退热、利尿、降压作用。

> 黄芩清热燥湿，清热解毒，泻中焦实火。
>
> 酒黄芩偏于泻肺火，治上焦湿热。
>
> 黄芩炭用于各种热性出血。
>
> 枯黄芩（又名片芩，中空而黑）偏于泻肺胃之火，清肌表之热。
>
> 条黄芩（又名子芩，里外坚实，黄色微绿），偏于泻胃肠之火，并常用于清热安胎。

黄芩有五大功效：

第一，泻中焦实火。因胃火上壅而致的咽痛、牙痛、口疮、扁桃体肿痛、胸闷内热、大便干结、肺热咳嗽等症，可用本品清热泻火。如黄连解毒汤治三焦火毒，大黄黄连泻心汤治邪热壅滞心下之痞证，凉膈散治上、中二焦邪郁生热证，普济消毒饮治大头瘟疫，清瘟败毒饮治湿疫热毒、气血两燔证等都有黄芩，用以清热泻火解毒。

第二，燥肠胃湿热。对于肠胃湿热，湿热下注而致的泄泻、痢疾、热淋等，皆可用黄芩清热燥湿。如龙胆泻肝汤治肝经湿热下注证，八正散治湿热淋证，半夏泻心汤治寒热错杂之痞证，甘草泻心汤治胃气虚热之痞证等，都有黄芩。治疗肺热咳嗽的清气化痰丸用的是酒黄芩，柴胡枳桔汤用的是子芩。

第三，清少阳邪热。病邪居于少阳而出现寒热往来、口苦、咽干、胸胁苦满、食欲不振、恶心欲吐等症。如治疗少阳证的小柴胡汤，治疗少阳湿热证的蒿芩清胆汤，治疗邪伏膜原的柴胡达原饮等，都用黄芩。而治疗邪踞少阳，偏于表的柴胡枳桔汤用的是青子芩。

第四，凉血安胎。妇女妊娠，因胎热不安而出现恶心呕吐、心中烦热、口中吐水、腹部不适、饥不欲食等症，可以用黄芩配竹茹、橘皮、生姜、黄连、苏梗等同用，如当归散。

第五，用于内热亢盛，迫血妄行所致的咳血、吐血、衄血、便血、血崩等。黄芩具有清热与止血的双重作用。可单用黄芩炭或配伍生地、白茅根、三七等药。

总之，黄芩一般生用，如果作为止血用，可以炒用或者是炒炭，炒了以后其苦寒的性质降低。酒炒便于清上焦热，因为酒性是上升的。

枯芩为生长年久的宿根，中空而枯，善清上焦肺火，主治肺热咳嗽痰黄；子芩为生长年少的子根，体实而坚，质重，主降，味苦，泻大肠湿热，主治湿热泻痢腹痛。

区 别 用 药

桑皮、地骨皮泻肺经气分之热。

黄芩、栀子泻肺经血分之热。

柴胡清热由于苦以发之，散火热之标。

黄芩清热由于寒以胜之，直折火热之本。

5 黄柏降火滋阴,炒黄柏亦可坚肾

黄柏味苦、性寒,归肾、膀胱、大肠经,能清热燥湿,坚肾益阴。临床上黄柏分以下几种:

- 生黄柏清热燥湿。
- 炒黄柏以盐水炒可坚肾,清虚热。
- 黄柏炭治尿血、便血。

第一,黄柏清热燥湿与解毒的作用类似黄连,用于湿热泻痢、黄疸、黄带、足膝肿痛及热淋等。如治痢疾的白头翁汤,治黄疸的栀子柏皮汤,治妇女带下的易黄汤,治足膝肿痛的三妙汤,治阴虚火旺盗汗证的当归六黄汤方中均有黄柏。

第二,本品可泻火祛湿热,用于疮疡肿毒、湿疹等。治疮疡肿毒与黄连、栀子同用,治湿疹与荆芥、苦参等同用。

第三,黄柏有退虚热、制相火功效,用于阴虚发热、骨蒸盗汗及遗精等。如治疗肝肾阴虚、虚火上炎的知柏地黄丸,治疗阴虚火旺证的大补阴丸,多用盐黄柏以坚肾益阴。治疗妇女更年期综合征的二仙汤也用黄柏以调冲任失衡。

总之,黄柏虽为清热泻火药,广泛用于多种湿热病症,其优势在于治疗下焦湿热,如湿热泻痢、湿热黄疸、湿热黄带、湿热淋证。但治疗痢疾、泄泻不如黄连,治疗黄疸不如栀子,它最主要的功效是治疗肾的虚火,坚肾阴让肾阴不易耗伤。

黄柏生用清热燥湿,泻火解毒力量强,但其入肾宜盐炙用,可制约其苦燥之性,且偏于入肾以泻相火、退虚热。

6 黄连治湿热之痢，厚肠胃而止泻

黄连苦寒，归心、脾、胃、胆、大肠经，主要功能为清泻心、胃之火，凉肝胆，清热解毒并有燥湿作用。黄连临床上有以下几个类别：

川黄连又叫鸡爪连，味苦性寒，清泻力强，主清热燥湿，泻火解毒。

三角叶黄连产量少，质量好，不分枝，产于峨眉山周围地区，清热燥湿作用强。

姜黄连偏于清胃止呕。

酒黄连偏于清上焦热。

胡黄连偏于清骨蒸痨热，五心烦热。

黄连的作用很多，正如《珍珠囊》所讲："其用有六，泻心脏火，一也；去中焦湿热，二也；诸疮必用，三也；去风湿，四也；治赤眼暴发，五也；止中部见血，六也。"黄连临床应用归纳起来，有以下五个方面：

第一，黄连清热燥湿止痢，如治疗热痢的香连丸，治疗湿热痢兼有表证的葛根黄连黄芩汤，治疗脓血痢的黄连丸。

第二，黄连泻火解毒。用于清心火亢盛引火归原的交泰丸，用于清胃火治牙痛的清胃散，治疗痈肿疔毒的黄连解毒汤，治疗目赤肿痛的黄连汤等都以黄连为主药。

第三，治疗热邪留滞心下痞证的半夏泻心汤，治疗肝胆火盛的左金丸，治疗脾胃积滞的枳实消痞丸，治疗脾胃虚弱的连理汤中都有黄连，但用量较小，

3~6g。

第四,本药清胃火,可治疗胃火炽盛,如治疗消渴证的消渴丸;治肾阴不足,心肾失调的黄柏丸。

第五,外用治疗湿疹、湿疮。

总之,黄连作为清热燥湿药,广泛用于多种湿热病症。黄连清心热,这是其优势。作为清热解毒药,其作用最强,所以痈疮多用。《黄帝内经》载"诸痛痒疮,皆属于心",严格来讲,黄连是以入心经见长的,所以它治疗疮痈肿痛最好,既可内服又可外用。黄连生用苦寒而清热力强,多用于目赤肿痛,口疮;姜黄连偏于清胃热而和胃止呕,多用于寒热互结,湿热中阻,痞满呕吐;酒黄连偏于清上焦火热,降低了黄连的沉降之性。

黄连、黄芩、黄柏俗称三黄,为临床上常配伍在一起佐用的相须组合,性能、功用相同之处较多。三黄在性能上都是苦寒沉降,但归经存在差异,在功能上有以下三个方面:

第一,三味药都能清热燥湿,都可以用于多种湿热病症。它们的不同点:黄芩湿热病多用,黄连长于治疗湿热痢疾,黄柏主要用于下焦湿热。

第二,三味药都能清热泻火,治疗温热病的气分热证,黄芩多用;也可治疗少阳热证和凉血止血安胎,用于血热妄行,胎热不安。总之,黄芩长于清肺热,黄连长于清心热,黄柏长于泻相火。

第三,三味药都能清热解毒,都可以用治热毒疮痈,但黄连作用较强,黄芩、黄柏难分伯仲。

临床上黄连用量不大,一般3~5g就可以了,多用则败胃。

区 别 用 药

黄柏偏于清下焦湿热,可坚肾阴。

黄连偏于清中焦湿热,能泻心火。

川黄连偏于中焦湿热,并用于各种疮疡湿毒。

胡黄连偏于清骨蒸劳热,五心烦热,并用于小儿疳积惊痫。

7 生知母清热滋阴,制知母泻无根之火

知母味苦性寒,归肺、胃、肾经,主要有清热和滋阴的作用。

> 知母清热滋阴降火,偏用于肾经虚热,骨蒸消渴。
>
> 盐知母下行入肾,泻下焦无根之火。
>
> 酒知母上行入肺。
>
> 蜜知母清烦生津。

知母在临床上主要作用有以下四个方面:

第一,用于温热病,用治邪热亢盛,壮热烦渴,脉洪大等肺胃实热证。如白虎汤中用知母配石膏协同清热泻火除烦。白虎加人参汤、白虎加桂枝汤、白虎加苍术汤也用知母清热养阴,主要用于清气分热。在温病后期,治疗阴液耗伤,邪伏阴分的青蒿鳖甲汤、秦艽鳖甲汤中也都有知母用以滋阴清热。

第二,用于肺热咳嗽或阴虚燥咳,如二贝宁嗽散中知母与贝母相配发挥清泻肺火,滋阴润燥之功。

第三,用于阴虚火旺,肺肾阴亏所致的骨蒸潮热、盗汗、心烦等症。临床上常与黄柏相须使用,如知柏地黄丸。然在大补阴丸与虎潜丸中要用酒炒知母以清肺热和泻火清热。在清骨散中也有知母配合地骨皮等退虚火。治疗更年期高血压常用的二仙汤,知母与黄柏同用,但以盐知母、盐黄柏为好。

第四,用于阴虚消渴症见口渴、饮多、尿多的玉液汤中用知母滋阴润燥,生津止渴。在玉女煎中治疗胃热阴虚,也用知母助石膏以清胃热。

总之,知母是比较典型的清热泻火药,它的功效与石膏基本相似,用于治疗湿热病气分热证,同时用于清肺热、清胃热,但知母偏于滋阴润燥,对五脏的燥都有滋阴的作用,尤其是对肾、胃和肺。对于肺是滋肺阴、润肺燥;对于胃热,实热证和虚热证都可用;滋肾阴主要用于虚火、阴虚内热。

在临床上,知母常与黄柏同用,因为黄柏坚肾清热,偏于治肾经湿热、淋浊、膝软,清下焦有形湿热;知母滋肾降火,偏于清肾经虚热,泻下焦无根之火,二者合用可增强其滋肾、坚肾、清热降火的作用。如知柏地黄丸、大补阴丸、虎潜丸中知母和黄柏同用。

另外,在处方中,知母与石膏也常同用。因为石膏辛苦大寒,清肺胃之热,知母苦寒质润以滋阴清热,二者合用以达到借苦寒润燥以滋阴的作用。如白虎汤、玉女煎、化斑汤中知母合石膏都相须为用。

区别用药

黄柏坚肾清热,偏于治肾经湿热之淋浊、膝软,清下焦有形湿热。

知母滋肾降火,偏于清肾经虚热之骨蒸、消渴,泻下焦无根之火。

天花粉清阳明胃热,甘凉益胃,又能生津。

知母清热滋阴降火,偏用于肾经虚热。

8 泻下谈大黄，生熟论短长

大黄性味苦寒，归脾、胃、大肠、肝、心包经，属于泻下药中的攻下药，有泻血分实热，下肠胃积滞，推陈致新的作用。大黄临床常用以下几种：

生大黄泻下力量猛烈，一般在处方中后下。

酒大黄（酒浸酒洗）能助大黄泻力。

熟大黄蒸熟泻力和缓，适用于老年人及体弱者。

大黄炭有止血作用，用于大肠有积热的大便下血。

大黄的功效主要是泻下攻积，清热泻火，解毒，活血祛瘀。

第一，泻下攻积。以第五版教材《方剂学》为例，书中有27张方使用大黄，其中用于泻下剂的就占15首。如寒下法的大承气汤、小承气汤、调胃承气汤、复方大承气汤以及大陷胸汤中都用大黄泻热通便，荡涤肠胃。但我们必须了解大承气汤与复方大承气汤中的大黄都必须后下以增强泻下之力；小承气汤与调胃承气汤的大黄都要与其他药同煎；大陷胸汤中的大黄要先煎。尤在泾言"夫治上者制宜缓，治下者制宜急，而大黄生则行速，熟则行迟，善即一物，而其用又不同如此"。这里还要说明的是小承气汤中用的酒洗大黄以增驱热之力。

在温下剂中，大黄附子汤与温脾汤中也都用大黄荡涤积滞。大黄附子汤中大黄与附子、细辛同煎且用量轻，其因在于"所治之积，非泻不能去，而积之属寒者，又非温不能化"，温脾汤中大黄要后下，来祛除冷积内阻之便秘。

在润下剂中，麻仁丸与润肠丸中也都用大黄通便泻热，在峻下剂中的舟车丸中用大黄在于与黑丑相配荡涤胃肠，泄水泻热。在攻补兼施的新加黄龙汤与承气汤中也都使用大黄，前者是泻热通便与滋阴益气并行同治；后者是攻补兼施增水行舟之法。

第二，清热泻火。如在清热剂中大黄黄连泻心汤、凉膈散都用大黄泻热通便。在芍药汤中大黄配黄芩、黄连则清中有泻，导热下行治疗湿热痢。

第三，清热除湿。如八正散中用大黄清热泻火治疗热淋、血淋；茵陈蒿汤中用大黄泄热逐瘀，通利大便治疗"黄疸"。除此而外，在消导化积剂中的木香槟榔丸与鳖甲煎丸中也用大黄攻积泄热以助消化。

第四，消痈散肿。如大黄牡丹汤中用大黄泻肠中湿热郁结以消痈结。而大黄要同煎，芒硝后下。

第五，活血通经。如在理血剂中的桃核承气汤、下瘀血汤、大黄䗪虫丸中都用大黄下瘀泻热。而在复元活血汤中大黄与桃仁并用而且要酒制，以增强活血通络之效。

总之，生大黄泻下力较强，欲攻下者宜生用；入汤剂应后下，或用开水泡服（如附子泻心汤），久煎则泻下力减弱（如大陷胸汤），酒制大黄泻下力较弱；活血作用较好（如复元活血汤）宜用于血瘀及不宜峻下者。大黄炭多用于出血症。

最后我们可以用以下几句话加以总结，大黄多用泻少用补；内用泻，外用清；生用强，熟用缓；气可降，瘀可通。后下力强，久煎力弱，泡冲力短。

区 别 用 药

巴豆主泻,性热。

大黄主泻,性寒。

9 芒硝软坚清热，元明粉作用缓和

芒硝味苦咸性寒，归胃、大肠经，为盐类泻下剂，主要用于治疗热邪积盛所致的大便秘结，常和大黄同用。本品可使肠中水分增多，软坚润燥。大黄荡涤积滞，二药合用，泻力可以增强，攻下的效果可以加速。

> 芒硝泻下软坚清热。
>
> 元明粉为芒硝与莱菔子同煎，过滤冷却后析出结晶，经过风化而成为白色粉末。其泻下作用比芒硝缓和，用于热轻体弱者。

在《方剂学》中大承气汤、小承气汤、调胃承气汤、复方大承气汤及攻补兼施剂的新加黄龙汤中都有芒硝与大黄同用的例子。

《珍珠囊》言芒硝，"其用有三，去实热，一也，涤肠中宿垢，二也，破坚积热块，三也"。现代研究认为，芒硝的主要成分是硫酸钠，其硫酸根不易被肠壁吸收，存留在肠内形成高渗溶液，阻止肠内容积增大，引起机械刺激，促进肠蠕动而致泻。临床上治疗泌尿系结石时，常用元胡粉或芒硝，以泻下排石，也有医者用芒硝外敷回乳。

总之，芒硝的作用为泻下、软坚、清热，芒硝与大黄均为泻下药，常相须为用治疗肠燥便秘。熟大黄味苦，泻下力强，有涤荡肠胃之功，为治热结便秘之主药；芒硝味咸，可软坚散结泻下，善除燥屎坚结。

10 生薏仁利湿排脓，炒薏仁健脾止泻

薏苡仁味甘淡性微寒，归脾、胃、肺经，临床上分生用和炒用两种。

> 生薏仁利湿排脓舒筋。
>
> 炒薏仁健脾胃。

第一，生薏仁有利水祛湿的作用，解表湿的藿朴夏苓汤、渗利湿热以健脾的三仁汤都用生薏米。

第二，用于风湿痹痛，筋脉挛急的蚕矢汤和治风湿在表，湿郁化热证的麻杏薏甘汤，均用生薏仁。薏苡仁粥久服，亦治风湿痹证及筋脉挛急、水肿等。

第三，生薏米可以清热排脓。如用于治疗肺痈的苇茎汤和治疗肠痈的清肠饮、薏苡附子败酱散也都用生薏米。

第四，炒薏米有健脾除湿之功效，如在参苓白术散中用炒薏米以健脾利湿而止泻。

总之，薏苡仁力缓，用量须大，治风湿痹证可用到60g，具有较好的止痛效果。《本草新编》中言："薏仁最善利水，不至耗损真阴之气，凡湿盛在下身者，最宜用之。视病之轻重，准用药之多寡，则阴阳不伤，而湿病易去。故凡遇水湿之症，用薏仁一、二两为君，而佐之健脾祛湿之味，未有不速奏效者也，倘薄其气味之平和而轻用之，无益也。"

薏苡仁的基本功效虽然是利水渗湿，但其利尿作用不如茯苓。由于它有一定的健脾作用，故广泛用于水肿和其他水湿病症。薏苡仁生用偏寒，所以适用于湿热证，既渗湿又清热。这与茯苓不同，茯苓完全是平性的。炒薏仁燥性增强，所以用于脾虚湿邪。生苡仁偏寒主要用于湿热痹证，又有理筋作用，所以常用于治疗转筋。

生薏苡仁虽有清热排脓的作用，主要用于治疗内痈，如腹痛、胸痛，而不是用于外痈。

区 别 用 药

木瓜能舒筋，偏于治湿寒所致的筋脉挛急和腿肚转筋。

薏米能舒筋，偏于治湿热所致的筋脉挛急，肢体浮肿。

扁豆能健脾，偏于消暑除湿以健脾。

薏米能健脾，偏于淡渗利湿以健脾。

11 生山楂活血化瘀,焦山楂消胀导滞

山楂味甘酸,性微温,归脾、胃、肝经,主要有消积化痰、行气消瘀的作用。现代医学研究显示,山楂有降压、降脂、抗心律不齐、增强心肌收缩力,增强冠状动脉血流量,提高消化能力和抗菌作用。

> 生山楂开胃消食,活血化瘀。
>
> 焦山楂消食导滞。
>
> 山楂炭消食止泻。
>
> 山楂核消食磨积,兼能治疝气疼痛。

第一,消积化痰。对于肉食积滞效果好,常配合鸡内金、神曲、麦芽、炒槟榔、莱菔子等同用。如消胀和胃的保和丸中的山楂应用焦山楂。对于中焦痰湿阻滞,久生积块者,常配枳实、白术、半夏、神曲、麦芽等,如消食除湿、健脾和胃的枳实消痞丸,亦可加入焦山楂。

第二,行气活瘀。生山楂能入血分,既能行气,又能活血化瘀。对于产后下腹瘀血疼痛(儿枕痛),恶露不尽等可配桃仁、红花、川芎、炮姜等,如生化汤。对于胸痹疼痛亦可使用,如在丹参饮中都可加入生山楂。

第三,近年来临床上常用生山楂治疗高脂血症、高血压、冠心病等。如降脂汤常配草决明、郁金、寄生、泽泻、制首乌等同用。

总之,山楂是一味消油腻积滞的药物。现代研究表明,山楂本身有一种脂肪

酶,所以它能够促进脂肪的分解和消化,但消化酶是不耐受高热的,所以临床上用炒有效,炒后的山楂可以促进胃肠蠕动,可以促进消化。

生山楂是一味活血化瘀药,有扩张冠状动脉,增加冠状动脉血流量,能够降血脂、降血压,而且具有强心的作用。

区别用药

神曲善于消各积,兼能化痰导滞,可使金石药容易消化。

麦芽善于消面食,兼能助胃气。

山楂善于消肉积、癥块,并能行气活血。

乌梅皆有酸味,酸而收涩,敛肺涩肠。

山楂皆有酸味,酸而破泄,消积散瘀。

焦三仙为焦神曲、焦麦芽、焦山楂。

焦四仙为焦神曲、焦麦芽、焦山楂、焦槟榔(增强了下气消积功效)。

12 焦神曲化食谷积，建神曲消食化滞

神曲甘辛温，归脾、胃经，为消食药，有开胃健脾、化食消积的作用，临床上可生用或炒炭用。

> 神曲健脾开胃，兼有发散之力，多用于停食兼有外感发热者。
> 焦神曲消食效力增加。
> 建神曲消食化滞，发散风寒。

第一，用于饮食积滞而致的胃胀、胃痛、食欲不振等症。如消胀和胃的保和丸、消导化积的枳实导滞丸都用炒神曲。

第二，用于饮食久积，痰食互结而生癥块癥瘕等，可配山楂核、三棱、莪术、麦芽、桃仁、红花等同用。

第三，用于脾胃虚弱、食欲不振、消化不良等症，如消胀和胃的健脾丸。

第四，本品有帮助金石药品消化吸收的作用，故使用磁石、代赭石等金石药品时可使用一些神曲，既能帮助运化，又能保护消化功能。

总之，神曲是由 6 种原料（面粉、杏仁、赤小豆、鲜青蒿、鲜辣蓼、鲜苍耳草）磨碎后加入发酵菌而形成。虽有消食和胃的作用，但从其原料上看，更适用于饮食积滞兼有外感发热者。至于建神曲它的原料更多，少则二三十种，多则五十种，它发散风寒作用更强，比神曲强。

13 生麦芽消胀开胃，焦麦芽消胀化积

麦芽味甘，性微温，归脾、胃、肝经，有消食开胃的作用，能化一切米面积滞，能助胃气上行而资脾健运，使浊气下降而除胀宽肠，用大量能回乳。

> 生麦芽鼓舞胃气助消化开胃，兼以疏肝调气。
>
> 炒麦芽偏于食滞兼有胃寒者。
>
> 焦麦芽消食化积的作用最大。

第一，本品能助淀粉性食物的消化，尤适用于米、面、薯、芋等食物积滞不化者。出现食积不化，消化不良，不思饮食，脘闷腹胀，常与山楂、神曲、鸡内金等配伍使用。如消胀和胃的保和丸、消痞除满的枳实消痞丸中用的是麦芽曲。

第二，麦芽有回乳作用，用于妇女断乳，或乳汁淤积所致的乳房胀痛等症。一般用生麦芽、炒麦芽各 30~60g 煎汁分服。

总之，麦芽是大麦的芽而不是发芽，长于帮助淀粉类食物消化食积。它常与山楂、神曲组合用在一起，叫焦三仙，如大山楂丸。这三味药可互相取长补短，用于多种饮食积滞。

关于回乳的功效，生用炒用各有其说，也有生炒各半用的，但回乳一定要量大，每天至少用 120g，且回乳的时间较长。

14 生鸡内金通淋化石,炒鸡内金化积消食

鸡内金味甘,性平,归脾、胃、小肠、膀胱经,主要功用是消食开胃,兼有通淋化石和治小儿遗尿的作用。现代医学研究表明,本品可促进胃液分泌,增强胃蠕动,强壮收敛。

> 内金适用于通淋化石。
>
> 炒内金适用于消食开胃。

第一,炒内金消食开胃,用于大人和小儿消化力差而致饮食停滞,脘腹发胀、呕吐泄泻、食不消化等症。如在治疗脾虚食积的保和丸与治疗脾虚气滞证的枳实消痞丸中皆可加入本品。

第二,生内金可通淋消石,对小便淋沥疼痛,尿中有砂石者均可配合冬葵子、车前子、金钱草、海金沙等使用。如排石汤中用之以化坚消石。有医者,在治疗妇女因脾虚闭经者加入生鸡内金以促子宫排血。

第三,生内金用于遗尿、遗精等症,有固精止遗作用。

总之,鸡内金主要含有一种促胃激素,也是一种蛋白酶,可用于促进胃肠蠕动,使消化功能增强,有一定的健脾作用。适用于胃肠虚弱兼有饮食积滞者,用于治疗饮食所伤,脾胃虚弱最为合适。根据现代研究,本品入汤剂作用很难发挥,因它不耐高热。正确的用法是加工成细粉冲服为佳。

15 白茅根清热止血而不伤正,茅根炭治尿血效果最优

白茅根简称茅根,味甘,性寒,归肺、胃、膀胱经,主要有凉血止血、清热利水的作用。本品味甘而不腻胃,性寒而不伤胃,利水而不伤阴,是常用的清热止血药。根据药用部分可分以下几种:

> 白茅根偏于清热利尿凉血,治尿血优于茅花。
>
> 鲜茅根清热凉血效果好。
>
> 茅根炭偏用于止血。
>
> 茅针(新尖)可用于外科,能溃脓破肿。
>
> 茅花治吐血、衄血,治上焦血热出血优于茅根。

第一,白茅根功擅凉血止血,用于血热妄行所致的衄血、咯血、吐血以及尿血等症。常配合小蓟、藕节、芦根、黄柏、丹皮炭、生地等用,尤以治疗尿血效果最好。多用茅根炭。

第二,本品有清热利水的作用,对湿热淋、水肿等症常与利尿通淋的八正散和利尿渗湿的五苓散配合使用。对尿中潜血,可加黄柏炭、小蓟同用。

第三,白茅根能清胃热而止呕,又能清肺热而止咳,用于胃热呕吐,如茅根汤。用于肺热咳喘的要与桑白皮同用,如如神汤。

此外,茅针能溃脓破肿;茅花治上焦出血,优于茅根。

总之,白茅根是一味甘而不腻胃,性寒而不伤胃,利水而不伤阴的凉血止血清

热药。清热利水多生用,清热凉血止血多炒炭。临床上用量可达 50~100g,非常安全。

区 别 用 药

側柏叶清血中湿热,苦寒而止血。

白茅根清血中伏热,甘寒而止血。

芦根清热,偏于清气分热,生津止渴。

茅根清热,偏于清血分热,益胃止渴。

16 生蒲黄活血化瘀，炒蒲黄性涩止血

蒲黄味甘，性平，归肝、心包经，是一味止血行血化瘀的中药，临床上分为生蒲黄和炒蒲黄。

> 生蒲黄活血祛瘀，凉血，利小便。
> 炒蒲黄性涩，有止血作用。

第一，用于血瘀化热而致各种出血。吐血，可配生地、阿胶、侧柏叶、白及等同用，如温阳健脾、养血止血的黄土汤。衄血，可配大蓟、小蓟、芦根、玄参、青黛、生地等同用，如养肝宁肺、凉血止血的咳血方。尿血，可配白茅根、生地、冬葵子、黄柏炭等同用，如凉血止血、利尿通淋的小蓟饮子。便血，可配槐花炭、防风、地榆炭等同用，如凉血止血化痔的地榆槐角丸。

第二，蒲黄有活血化瘀而止痛的作用，可用于因瘀血而致的疼痛。月经痛可配合当归、川芎、五灵脂、红花、白芍、香附、元胡等同用，如温经散寒、养血祛瘀的温经汤。产后腹部刺痛（儿枕痛），可配合当归、川芎、红花、炮姜、桃仁、五灵脂等同用，如养血祛瘀、温经止痛的生化汤以及散结止痛的失笑散。腹痛可配五灵脂、高良姜、香附、元胡、乳香、没药等同用，如活血祛瘀、温经止痛的少腹逐瘀汤。血淋涩痛，可配冬葵子、生地等同用，如活血止血的蒲黄散。

总之，蒲黄有两大功效，一是止血，二是活血化瘀。适用于瘀滞性出血，对于血淋效果比较好，用于活血通淋。但对于治疗瘀血的作用有限，有一定的局

限性,它主要用于腹部瘀血症,所以对于妇女产后和痛经等妇科病效果明显。另,蒲黄能增强产后子宫收缩,有利于子宫的恢复。

炒炭收涩止血,生用则一药多效,止血而兼能行血化瘀,有止血不留瘀的特点。除单味用外,亦可配合仙鹤草、侧柏叶、旱莲草等同用,外敷可用于创伤性出血。

区 别 用 药

五灵脂活血散瘀,偏于温散。

蒲黄活血化瘀,兼能凉血止血。

龙骨是古代哺乳动物的骨骼化石，味甘涩，性平，归心、肝、肾经，是安神药之一。临床上常用以下四个品种：

> 生龙骨平肝潜阳，镇静安神，固涩下焦精气作用大于龙齿。
> 生龙齿安神镇惊作用大于龙骨。
> 煅龙骨收敛固涩效果大于生龙骨，用于疮疡溃后不愈合。
> 煅龙齿同煅龙骨。

第一，生龙骨平肝潜阳，用于阴虚阳亢所致的躁烦易怒，头晕目眩。如镇肝息风、滋阴潜阳的镇肝熄风汤，镇肝息风、滋阴安神的建瓴汤，都以生龙骨与滋阴潜阳的赭石、生牡蛎同用。

第二，生龙骨与生龙齿都有镇静安神之功，但生龙齿安神镇惊作用大于生龙骨，如治心肾阴虚证的枕中丹中用生龙骨，滋阴养血、镇心安神的珍珠母丸中用生龙齿。在救逆汤（桂枝去芍药加蜀漆牡蛎龙骨救逆汤简称）中用生龙骨治疗惊悸之症。吾在治疗心阴不足的失眠时，在天王补心丹中加入生龙齿以增强安神作用。

第三，煅龙骨有收敛固涩之功，用于遗精、带下、虚汗、崩漏等症。如治疗虚汗的玉屏风散和竹叶石膏汤中都可以加入煅龙骨。治疗妇女崩漏症的固本止崩汤中也可以用煅龙骨。

另外,煅龙骨在外科也有应用,有生肌长肉收口敛疮的作用。

总之,龙骨与龙齿都是古代哺乳动物的骨骼化石用完不能复来。龙骨固涩精气大于龙齿。龙齿安神镇惊作用大于龙骨,且龙骨质重沉静,具有平肝潜阳之功,一般固涩都用煅龙骨。

区 别 用 药

牡蛎平肝潜阳,兼有软坚散结、降痰除瘕的作用。

龙骨平肝潜阳,兼有止痢止血的作用。

18 生牡蛎平肝潜阳，煅牡蛎收敛固涩

牡蛎是一种水生牡蛎的贝壳，咸，微寒，归肝、胆、肾经。它与龙骨不一样，前者属于平肝息风药，后者属于安神药。近代医学研究显示，牡蛎有镇静解热镇痛收敛的作用。

> 生牡蛎平肝潜阳，软坚散结。
>
> 煅牡蛎收敛固涩。

第一，生牡蛎有平肝潜阳的作用，适用于阴虚阳亢而致的烦躁失寐、盗汗等症。如镇肝熄风汤、建瓴汤等，用以治疗阴虚阳亢的头晕。大定风珠、三甲复脉汤滋阴息风宁神，都有生牡蛎。

第二，生牡蛎有养阴、清热、解渴、除烦的效能，用治阴虚所致的夜间口渴、虚热烦躁，如滋养阴血、柔肝息风的阿胶鸡子黄汤。

第三，生牡蛎有软坚散结的作用，适用于痰火郁结之瘰疬、痰核等症。（颈部淋巴结结核、甲状腺瘤、颈淋巴肉芽肿等）。常与浙贝、玄参配伍，如瘰疬丸。近年来临床上又用以治疗肝脾肿大，常与丹参、泽兰、鳖甲等配伍使用。

第四，煅牡蛎可加强收敛固涩作用，常用于白带、崩漏、遗精、遗尿等症。如治疗表虚自汗的牡蛎散、治疗带下的清带汤、治疗遗精的金锁固精丸。清带汤《方剂学》中虽佐用生牡蛎，实则为煅牡蛎。

总之,牡蛎重镇安神,治疗心神不安、惊悸失眠;平肝潜阳治疗肝阳上亢,惊悸失眠;软坚散结治疗痰核、瘰疬、瘿瘤、癥瘕、积聚;收敛固涩,治疗滑脱。此外,煅牡蛎还有制酸止痛作用,可治疗胃痛泛酸,还有一定的止汗作用。

牡蛎和龙骨是一个固定的药对,牡蛎软坚散结,龙骨宁心安神。而龙骨没有软坚散结之功,牡蛎确实没有宁心安神之效。

区 别 用 药

海蛤粉咸而化痰,偏于治疗咳嗽、痰黏稠不易咯出。

牡蛎咸而化痰,偏用于软坚散结,治疗瘰疬、痰核,散癥瘕。

19 生酸枣仁和炒酸枣仁功用异同

酸枣仁味甘酸,性平,归心、肝、胆经,主要功用是养肝、宁心、安神、敛汗。临床上生用或炒用。

{
生酸枣仁在《本草图经》中载"睡多生使"。补肝胆血脉,清虚热。
炒酸枣仁在《本草图经》中载"不得睡,熟使"。利肝宁心,收敛汗液。
}

临床应用无区别,宋代医家提出酸枣肉与酸枣仁之谈:酸枣肉可治多眠,酸枣仁治失眠。

第一,本品能养心阴,益肝血而宁心安神,主要用于失眠、惊悸。如治疗肝血不足肝阳偏亢引起的神志不宁、惊悸、失寐的珍珠母丸;治疗肝虚有热之失寐的酸枣仁汤;治疗心肾不足,阴虚阳亢之失眠的天王补心丹;治疗心肝两虚之健忘、失眠的归脾丸;治疗心胆虚怯之失眠的十味温胆汤。

第二,本品用于体虚自汗、盗汗等症。对久病失血或忧思劳伤心脾出现疲乏、出汗、烦渴、心悸等症,可配合生地、白芍、山萸、五味子、牡蛎等同用。

总之,酸枣仁能滋养心肝的阴和血,主要治疗心肝阴血亏虚,心失所养的心神不宁。其安神作用比较强,在诸多的养心安神方剂中,都用酸枣仁。酸枣仁的第二个作用是治疗自汗、盗汗,特别是心神不安又出虚汗的,可用本品。正如《本草纲目》所言:"其仁甘而润,故熟用疗胆虚不得眠,烦渴虚汗之症;生用疗胆热好眠,皆足厥阴、少阳药也。"

区别用药

黄连治心火亢盛,心中烦热不得眠,如交泰丸。

酸枣仁治肝肾不足,虚烦神怯不得眠,如酸枣仁汤。

20 生炙黄芪，表里有别

黄芪是一种主要的补气药，味甘，微温，归脾、肺两经，具有补气升阳、益气固表、托毒生肌、利水退肿四大功效。现代医学认为，本品有利尿、抗炎、抗菌、抗病毒、抗衰老、强心和提高机体免疫力的作用。临床生用或蜜炙用，个别也有炒用的。

{
生黄芪偏于走表，能固表止汗、托里排脓、敛疮收口。

炙黄芪重在走里，能补中益气、升提中位阳气、补气生血、利尿。
}

黄芪的作用有四个方面：

第一，可固表止汗。脾肺气虚之人往往卫气不固，表虚自汗，本品能补脾肺之气，益气固表。如治疗表虚自汗的玉屏风散，治疗体虚自汗的牡蛎散。

第二，补中益气。本品甘温，善入肝胃，为补中益气要药。用于脾气虚弱，倦怠乏力，食少便溏。如健脾补气的补中益气汤、保元汤，用于补血生血的当归补血汤、圣愈汤、归脾汤，用于气血双补的十全大补汤、人参养荣汤，用于补气安胎的泰山磐石散中都用炙黄芪。但补益中气的举元煎重在益气补脾而用炙黄芪，升陷汤重在升举下陷、提升胸中大气而用生黄芪。

第三，利水退肿。黄芪有利尿作用，常治疗头面四肢水肿，如利水渗湿的防己黄芪汤。

第四,脱毒生肌。本品以其补气之功还能收脱毒生肌之效。对于疮疡中期,正虚毒盛不能托毒外达,创面平塌,根盘散漫,难溃难腐者,可用生黄芪补气生血扶助正气,托脓毒外出。如治疗疮疡的托里透脓散。

关于使用生黄芪的方剂

方剂中使用生黄芪,一是用其清虚热的当归六黄汤;二是用其温经散寒的黄芪桂枝五物汤;三是用其固表止汗的玉屏风散和牡蛎散;四是用于活血祛瘀的补阳还五汤;五是用其滋阴润燥的玉液汤;六是用于利水渗湿的防己黄芪汤;七是用于治疗痈疡的神效托里散、透脓散及中和汤。

综合看,以上诸方大都与表虚有关,由于卫表失固造成汗多湿多,皮络不足。用生黄芪固表止汗、利水通经络、排脓生肌。在玉屏风散中黄芪实腠理,防风走表,防风得黄芪走表作用加强。外科痈疽出现阴证时,坏死组织不能脱落,不能通阳,此时重用黄芪可以扶正。

除此而外,目前有医者用于治疗妇女崩症和鼻衄的加味当归补血汤(当归30g,生黄芪30g,生白芍30g,生白术12g,桑叶30g,三七面6g)中用生黄芪,而不用炙黄芪。从相关资料中也有医者治疗抵抗力、免疫力下降导致感冒反复发作,在加味玉屏风散中不用生黄芪而用炙黄芪。

关于与人参同用的方剂

在临床上本品配伍很重要。与人参同用能增强补气功效,如治疗气虚体弱的四君子汤;配白术能补气健脾,如治脾气虚弱、食少便溏或泄泻的参苓白术散;配当归能补气生血,如治气虚血亏的当归补血汤;配附子能补气助阳,如治气虚阳衰、畏寒多汗的参附黄芪汤。与人参、白术、升麻等同用能补气升阳，治中气下陷、久泻脱肛、子宫下垂等，如补中益气汤；与人参、龙眼肉、枣仁等同用，可治气虚不能摄血的便血、崩漏，如归脾汤。

我在临床中使用黄芪比较慎重，特别对于患有心脑血管病的患者。凡患有高血压的患者使用炙黄芪不可随意，要与舌脉相符。如对中风后遗症的患者使用补阳还五汤时，确是虚可一步到位使用120g，一般可由30g起始逐步加大至120g。

总之，黄芪是一味补气健脾不可多得的补药，临床应用广泛。以补肺脾之气为主，也用于气虚自汗、气血亏虚、疮疡破溃或溃久难敛。生黄芪偏于走表，能固表止汗；炙黄芪偏于走里，能补中益气。内、外科，疮疡科均可使用。

黄芪虽是补益佳品，但补气升阳易于助火，又能止汗，故凡表实邪盛、气滞湿阻、食积内停、阴虚阳亢、痈疽初起或溃后热毒尚盛等症均不宜用。

《珍珠囊》云："黄芪甘温纯阳，其用有五：补诸虚不足，一也；益元气，二也；壮脾胃，三也；去肌热，四也；排脓止痛，活血生血，内托阴疽，为疮家圣药，五也。"黄芪在临床上运用较多，但在第五版《方剂学》中出现的频率不多，仅有22首方剂中记录有黄芪。

区 别 用 药

生黄芪偏于走表，能固表止汗，托里排脓，敛疮收口。

炙黄芪偏于走里，能补中益气，升提中焦清气，补气生血利尿。

黄芪皮功用同黄芪，但善于走表，偏用于固表止汗及气虚水肿。

人参补气作用强,具有益气救脱、安神增智,补气助阳之功。

党参补气之力量较为平和,专于补益脾气。

黄芪补益元气之力不及人参,擅长固气回阳、益气固卫、托毒生肌、利水退肿,尤宜于脾虚自汗及表虚自汗等症。

21 生炒白术,各有所偏

白术,别名于术,味苦、甘、温,归脾、胃经,为补气健脾的要药。临床药用分生白术、炒白术、焦白术、土白术之分。生则性缓,有益气生血之功;炒则性燥,以健脾燥湿为主。焦白术宜健脾开胃,助消化。土白术亦健脾止泻。在第五版《方剂学》中,用术的方剂大约有50首,主要集中在和解剂、补益剂、燥湿剂和消导化积剂中,其中标明炒、炙的只有8首方剂。虽然有42首未标明用法,个别按生用外,个别亦应辨证后再选用生与炒。

> 生白术益气生血。
>
> 炒白术健脾燥湿。
>
> 焦白术助消化,开胃口,散癥瘕。
>
> 土白术补益脾胃而止泻。

白术有四大功效,即益气健脾,燥湿利水,止汗,安胎。白术归脾、胃二经,以健脾燥湿为主要作用,前人誉白术为"脾脏补气健脾第一要药"。脾主运化,固脾气不足,运化失健,往往水湿内生引起尿少、便溏或腹泻、带下诸症。本品既长于补脾气,又能燥湿健脾利尿除湿。

第一,健脾燥湿。脾主运化水湿,而白术确能健脾,即能祛湿。脾虚作胀,白术不能离也。仲景用白术健脾除湿的方剂有五苓散、防己黄芪汤、苓桂术甘汤、真武汤以及半夏白术天麻汤。这里面的白术都要生用,而用于消食导滞的枳术丸、枳实导滞丸、健脾丸和枳实消痞丸宜用炒白术。但痛泻要方和完带汤要用土炒白术,燥湿健脾止泻止带。

第二,益气生血。脾胃为后天之本,是人体气血生化之源。本品最善健脾益气,培补中焦,故能益气生血。在补益剂中,用于补气健脾的四君子汤、参苓白术散、补中益气汤、归脾汤、八珍汤等也应生用。补益气血,因生白术性缓补而不燥。

在和解剂中的逍遥散、清脾饮中,用于健脾祛湿助生血,故也用生白术。仲景在《伤寒论》明确指出"太阴之为病,腹满而吐,食不下,自利益甚,时腹自痛"。可用理中汤,方中亦有白术用于健脾燥湿,《方剂学》中虽未标明用法,但究其作用而非炒白术莫属。

第三,益气固表。本品善治脾气虚弱、卫气不固、表虚自汗者,其作用与黄芪相似而力量稍逊,亦能补脾益气、固表止汗。

玉屏风散中,白术虽为臣药,但其用量却是防风、黄芪的一倍。柯琴在《方论》中明确指出"白术健脾胃、温分肉,培土即以宁风也。夫以防风之善驱风,得黄芪以固表,则外有所卫,得白术以固里,则内有所据"。依据此理论亦生用,但也有用炙黄芪、炒白术者,意在补益中气,扶助正气。

第四,和中安胎。本品还能益气安胎,用于脾虚胎儿失养者。本品可补气健脾,促进运化营养胎儿。对于湿浊中阻之妊娠恶阻,呕恶不纳、四肢浊重者,亦可用之。

此外,仲景的安胎散中由当归、白术组成,因为白术有安胎、保胎作用。一般用炒白术,《方剂学》中的泰山磐石散中也用炒白术。

总之,对于白术用法,《本经逢原》曰:"白术,生用有除湿益燥、消痰利水、治风寒湿痹、死肌痉疸,散腰脐间血及冲脉为病,逆气里急之功;制熟则有和中补气,止渴生津、止汗除热、进饮食、安胎之效。"

凡有脾气不足,白术尽可应用,但当病壅滞之时,用白术还应加炒枳壳、木香、砂仁等行气药,以增白术补之又不壅滞之力。故在补血剂、补阴剂、补阳剂中很少用白术。

吾在临床中应用生白术,如用加味白术汤治疗习惯性便秘,要比使用泻下剂好,因为生白术有运脾之功,能促进大肠的蠕动功能而不伤正。现代研究表明,白术对肠道活动有双向调节作用。胃肠兴奋时有抑制作用,而肠道抑制时有兴奋作用。

区别用药

党参、人参补气,偏于补脾、肺元气,适用于补虚救急。

白术补气,偏于健脾补中焦以生气,适用于生气血以治虚。

苍术健脾燥湿,芳香苦温,其性燥烈兼能升阳散郁燥湿,升散之力优于白术。

白术健脾燥湿,健脾补气生血之力胜于苍术。

22 生炒山药,各有奇功

山药甘平,质滑性涩,归肺、脾、肾经,既是一种较好的食品,又入药,具有益气养阴,补肺、脾、肾,固脱止泻,益肾固经的功效。临床上因加工不同或称毛山药或称光山药。生山药,有强肾生津、治消渴之功;炒黄后即为炒山药,有补脾肾,益肺气,治带下之功效。

> 生山药强肾生精,治消渴。
>
> 炒山药补脾肾,益肺气,治带下。

山药有三大作用,即益气养阴,补脾、肺、肾,固精止带。本品性味甘平,能补脾益气、滋肾养阴,用于脾气虚弱或气阴两虚,消瘦乏力,纳少便溏或脾虚不运,湿浊下注之妇女带下。唯其亦是"气轻性缓",对气虚重症常显力量不足。

第一,气阴双补。《方剂学》中用山药之处不多,大多在补益剂和固涩剂中。其中最典型的参苓白术散中炒山药为补脾止泻要药。应用最多的六味地黄丸及其附方知柏地黄丸、都气丸、麦味地黄丸、杞菊地黄丸、归芍地黄丸,然左归丸、左归饮,其方中却改用炒山药,滋益脾肾,协助诸药固精。

本品可补肺肾两虚,因此可治疗消渴,如玉液汤中可重用生山药达 30g。

补阳剂中的肾气丸用的是生山药,但济生肾气丸、十补丸、右归丸、右归饮用的却都是炒山药,意在健脾固尿利水,益肾填精。

在止带剂完带汤中重用炒山药意在补气健脾止带。而张锡纯老中医的清带汤中治赤白带下清稀却改用生山药，目的在于因带下量多致脾虚用生山药，以防止伤阴太过。

第二，肺脾兼治。本品补肾气能滋肾阴，对脾肾虚者，共补后天，亦有助于充养先天。所以适用于肾气虚寒，腰膝酸软之夜尿频多或遗尿滑精、早泄，妇女带下清稀及阴虚体弱者等。

第三，补肾固涩。山药用于肾虚遗精时常配伍熟地、山萸肉，如六味地黄丸、左归丸；配伍益智仁、乌药的缩泉丸。用于治疗妇女白带过多，配伍党参、白术、车前子的完带汤和黄白带下的易黄汤。

总之，山药为四大怀药之一，主要功效一是气阴双补，二是肺脾肾兼治，三是略显涩性。山药在用法上，用于便溏腹泻宜炒用，炒后补阴作用不太明显，但健脾除湿，止泻作用有所增强。对于阴虚火旺而气滞脾虚者，如只用白术、薏苡仁之类药可致肾阴受伤，故应配伍山药和莲子、芡实以实脾。《本草正》曰："山药，能健脾补虚，滋精固肾，治诸虚百损，疗五劳七伤。第其气轻性缓，非堪专任，故补脾肺必主参、术，补肾水必君萸、地，涩带浊须破故同研，固遗泄仗菟丝相济。诸凡固本丸药，亦宜捣末为糊。总之性味柔弱，但可用为佐使。"

吾在临床上用于治疗心肾气虚引起的神疲乏力、心慌气短，常以生脉饮、右归丸加减组成的神气汤中选用生山药（党参、丹参、五味子、麦冬、熟地、山药、山萸、菟丝子、枸杞子、炒杜仲、怀牛膝、当归），疗效明显。神气汤治疗疲劳综合征效果明显，在治疗消渴病，使用玉液汤时，我时常重用生山药 30g 以滋养肺脾肾阴。我治疗肺胀（肺气肿）用五子参药汤（自拟）也重用生山药 30~50g。

区 别 用 药

白术燥湿健脾,益气生血之力大于山药。

山药补肾强精之力大于白术。

炒薏米健脾止泻,偏于利湿以燥湿。

炒山药健脾止泻,偏于补脾肾而固涩。

23 生白扁豆消暑祛湿，炒扁豆健脾养胃

白扁豆味甘，性微温，归脾、胃经，有健脾养胃、消暑除湿的功能，常用于调补脾胃的方剂中。本品补脾不腻，化湿不燥，对脾胃虚弱或久病初愈需用补剂时，先用扁豆最为合适，能调养正常而无饱闷之弊。临床应用有以下四种：

> 生扁豆消暑祛湿，健脾祛湿之力大于扁豆花。
>
> 炒扁豆健脾养胃，健脾之力胜于生扁豆。
>
> 扁豆花解散暑邪之力大于扁豆。
>
> 扁豆衣清暑热利暑湿之力优于扁豆，但健脾扶正之力则不如扁豆。

第一，本品补脾不腻，除湿而不燥，故为健脾化湿良药，多用于脾虚有湿，体倦乏力，食少便溏或泄泻。如益气健脾，渗湿止泻的参苓白术散用的是炒扁豆。治疗妇女脾虚湿浊下注，白带过多，在完带汤、清带汤中都可以加入炒扁豆。

第二，本品能健脾化湿和中，故有消暑之效。用于暑湿吐泻，夏伤暑湿脾胃不和导致的吐泻，如祛暑清热的清络饮、暑温夹湿的新加香薷饮中用的都是鲜扁豆花。

第三，扁豆衣为扁豆干燥种皮，功效逊于扁豆，然无壅滞之弊，多用于脾虚有湿或暑湿吐泻以及脚气浮肿。

扁豆花消暑祛湿，多用于暑伤暑湿，发热泄泻或下痢，并治妇女赤白带下。

总之，扁豆具有补脾和中、化湿两大功效。本品补脾不腻、化湿不燥，特别适用于脾胃虚弱或大病后使用，能调养正气而无滋腻之弊，炒可以使健脾止泻作用增强。

24 生炙甘草,清补分清

甘草又称"国老",补气药之一,甘味代表药。临床上分生甘草、炙甘草、生草梢、粉甘草(去皮)。甘草味甘性平,归心、肺、脾、胃经,具有补脾益气,润肺止咳,缓急止痛,缓和药性的作用。临床上分为生甘草、炙甘草和甘草梢。

> 炙甘草补中益气。
>
> 生甘草清热解毒。
>
> 生草梢治尿中疼痛,适用于淋病。
>
> 生草节适用于消肿毒,利关节。
>
> 粉甘草清内热,泻心火。

甘草有五大作用:

第一补脾,适用于体虚或久病而中焦之虚者,如补中益气汤。

第二清热解毒,常用于痈疽疮疡的治疗,如龙胆泻肝汤。

第三缓急,适用于腹部急痛者,如芍药甘草汤。

第四纳肺,用于肺热所致的咽痛、咳嗽,如麻杏石甘汤。

第五调和药性。本品药性和缓,循行十二经,可升可降,与补、泄、热、温、凉等药物配合应用有调和药性的作用。

《方剂学》中用甘草的概率很高,据不完全统计,以第五版教材为例,全书422

首方剂中使用甘草的共有 150 首,其中标明用炙甘草的 100 首,用生甘草的 12 首,未标明的有 38 首。古代医家对生、炙甘草的临床功效各有论述。

《本经疏证》曰:"甘草之用生、用炙确有不同,大率除邪气,治金创,解毒,皆宜生用。缓中、补虚、止渴,宜炙用。"《普济方》曰:"生甘平,炙甘温纯阳。补血养胃。"《药品化义》:"生用凉而泻火,主散表邪,消痈肿,利咽痛,解百药毒,除胃积热,去尿管痛,此甘凉除热之力也;炙用温而补中,主脾虚滑泻,胃虚口渴,寒热咳嗽,气短困倦,劳役虚损。此甘温助脾之功也。"

可见生甘草长于清火,以清热解毒,润肺止咳力强;炙甘草长于温中,以甘温益气,缓急止痛力强。二者功效相异,故不能互为代用。

生甘草的运用方剂

生甘草在辛凉解表剂中的桑菊饮、银翘散中清热;在麻杏石甘汤、三拗汤中润肺止咳;在桔梗汤中与绿豆同用以解毒;在清热剂中的导赤散和龙胆泻肝汤中清热解毒;在滋阴润燥剂中的养阴清肺汤、百合固金汤、沙参麦冬汤中清热润肺。在平肝息风剂中的羚羊钩藤汤和镇肝熄风汤中调和诸药等都是生用。

炙甘草在炙甘草汤中益心气;在温中祛寒剂中的小建中汤中缓急止痛;在补益剂中的四君子汤、参苓白术散、补中益气汤中补益脾气等都是炙用。此外在温里剂中的理中汤、四逆汤中用炙甘草缓和附子、干姜之热以防伤阴,在清热剂中的白虎汤中用炙甘草,能缓和石膏、知母之寒,以防伤胃;在泻下剂中的调胃承气汤中用炙甘草在于缓下;新加黄龙汤中用生甘草能缓和大黄、芒硝的泻下作用,使泻而不速;在补血剂中的归脾汤、八珍汤、温经汤中炙甘草能缓和党参、白术、当归、熟地的补力,使作用慢而持久;在和解剂中的半夏泻心汤、小柴胡汤中用炙甘草能协调半夏、干姜、黄连、黄芩等热药、寒药同用之弊。

临床中也有生、炙甘草合用，其理在于生者清热解毒，炙者补中且泻阴中伏火，在一些虚热夹杂证应生、炙甘草合用。如反复发作的口疮、长期咳嗽、慢性咽炎、反复发作的泌尿系感染中有虚热，生、炙甘草合用疗效甚佳。

总之，甘草虽为佳品，但本品味甘能助湿壅气，令人中满。故湿盛而胸腹胀满及呕吐忌服。所以在三仁汤、五苓散、真武汤、保和丸、枳实导滞丸、贝母瓜蒌散中都不用甘草。另，甘草不宜久服或大剂量服用，用久会引起浮肿。

25 鹿茸补肾益精，鹿胶补阳通肾

鹿茸系雄鹿头上尚未骨化的幼角，味甘咸温，归肾、肝经，是补阳药中之上品。现代医学研究表明，本品可强壮提神，有促进血细胞再生和雄性激素生成的作用。目前，药用分以下几个部分：

> 鹿茸补肾阳，益精血，强筋骨，为峻补肝肾药，补力大于鹿角。
> 鹿角为鹿茸替代品，但药力薄弱，兼能活血散瘀消肿。
> 鹿角胶温补下元，补阴中之阳，通督脉，生精血，止血崩。
> 鹿角霜为鹿角熬胶后的残渣，温补之力小于鹿角和鹿角胶，可用于脾肾虚寒，食少便溏等。

第一，鹿茸为峻补肝肾药，补力大于鹿角，用于肾阳不足、精血亏虚之畏寒肢冷，阳痿早泄，宫冷不孕，小便频数，腰膝酸痛，头晕耳鸣，精神疲乏等症。如补益剂中的参茸固本丸、十补丸与熟地、人参、枸杞等补气、养血，益精药同用以增强疗效。

第二，鹿角处方用名为鹿角镑，或鹿角片，用于精血不足，筋骨无力，小儿发育不良，骨软行迟，囟门不闭等症。如加味地黄丸中用本品补益肝肾精血，有强筋骨的功效。即"肾藏精主骨，肝藏血主筋"之理论。

第三，鹿角胶味甘性温，主要功用为温补下元，补阴中之阳，通督脉之血，生精血，止血崩。用于妇女冲任虚寒，带脉不固崩漏不止，带下过多，如《千金方》中本品配当归、乌贼骨、蒲黄等治疗崩漏不止，《济生方》中配狗脊、白蔹治疗白带过多。在治疗阴疽时，阳和汤中用鹿角胶填精补髓，强壮筋骨，借血肉有情之品助熟地以养血。如温补肾阳，填精益精的右归丸中就有鹿角胶，培补肾中之阳。

第四，鹿角霜益肾助阳，补力虽弱，但不滋腻，且有收敛作用，可治肾阳不足，脾肾虚寒的呕吐、食少便溏，妇女子宫虚寒，崩漏带下，亦用于创伤出血，疮疡多黄水或久不愈合，有收敛止血敛疮的功效。

总之，鹿茸与鹿角性温而伤阴动血，如用量过大可使阳升风动。其作用归纳为补肾阳、益精气、强筋骨、调冲任，对于阴疽疮疡的内陷不起，常与当归、肉桂配伍如阳和汤。

区 别 用 药

龟甲胶偏于滋阴。

鹿角胶补阴之中兼能补阳。

杜仲味甘微辛,性温,归肝、肾经,是常用的补肝肾、强筋骨、益腰膝的药物,并有安胎的作用。临床上生用或盐水炒用。

　　生杜仲补肝肾,强筋骨,安胎。
　　炒杜仲盐炒或姜炒疗效较生用为佳。
　　杜仲炭用于肾虚胎漏。

第一,本品补益肝肾,能强筋骨,用于肝肾不足,腰膝酸痛或痿软无力之症。如治疗真阴不足证的右归丸、右归饮都用姜炒杜仲益肾强筋。

第二,盐炒杜仲可用于肝肾亏虚引起的胎元不固,防止胎动不安或习惯性流产,如胎元饮中用杜仲固肾安胎。如因肾虚之胎漏,可用杜仲炭配续断、当归、白芍、阿胶、艾炭等治疗。

第三,在伤科中常把杜仲与续断同用,前人认为杜仲能促进筋骨离开的部分结合起来,续断能促进筋骨折断的部分接续起来,二药同用可相互促进其治疗作用。内科也常用这两种药,可加强补肝肾、强筋骨、壮腰膝的作用。如治疗痹证的三痹汤中二药同用,在独活寄生汤中只用杜仲,与他药同用补肝肾、祛风湿。

本品性温不燥,入肾经气分,用熟地补肾时用一些杜仲可使熟地补而不滞。

总之,杜仲有补肝肾、强筋骨、安胎的功效。吾在临床上治疗腰椎骨关节病,常在白芍木瓜汤中加入本品以强筋骨。《神农本草经》言本品能"主腰脊痛,补中益精气,坚筋骨,强志,除阴下痒湿,小便余沥,久服轻身耐老"。因此,对肾虚、妇女阴痒和男子前列腺增生病变均有疗效。另,本品炒用能破坏其胶质,有利于有效成分煎出,故此本品多为盐炒效果好。

区 别 用 药

杜仲能促进筋骨离开的部分结合起来。

续断能促进筋骨折断的部分接续起来。

寄生治腰痛,祛风湿,益血脉,适用于肾经血虚,风湿乘袭所致的腰痛。

杜仲治腰痛,温气燥湿,用于肾经气虚寒湿侵袭所致的腰痛。

寄生安胎,益肝肾血脉,补筋骨而固胎。

杜仲安胎,补肝肾之气,肝肾气足而胎固。

27 养血活血议当归,用量轻重要相宜

当归味辛甘,性温,归肝、心、脾经,是治疗血分病最常用的药。它能使血各归其所,故名当归。当归虽属一物,但选材不同功用亦有别。

全当归可补血又可活血,故而主动。

当归身偏于补血,养血。

当归头活血破血。

当归尾活血破血。

酒当归偏于行血活血,适用于上半身及头部病变。

土当归用于血虚而又兼大便溏软者。

当归炭用于止血。

当归有五大功效:补血,活血,调经,调便,止痛。在《方剂学》中应用当归的方剂较多,据不完全统计,在第五版《方剂学》教材中应用当归有50余首,涉及14个门类,其中以补益剂、理血剂为多。

现代医学研究认为,当归有双向性(兴奋与抑制)调节子宫平滑肌、抗心律不齐、扩张血管、抗血小板凝聚、保肝、抗菌、利尿、镇痛、镇静等作用。

第一,当归有补血之功,为良好的补血药,适用于血虚引起的各种症候,常配伍行气药。如补气生血的当归补血汤治疗失血后血虚,气血不足,产后流血过多等症。本方加生白芍、生白术、桑叶、三七面等治疗妇女崩漏、鼻衄效果明显。在补益剂中,有大量的组方都有当归,如补血调血的四物汤、补中益气的补中

益气汤、益气补血的归脾汤和八珍汤、温补气血的十全大补汤、益气补血的人参养荣汤、滋阴疏肝的一贯煎及温补肾阳的右归丸等,都使用当归养血补血。

第二,当归有活血之效,可补血活血,止血散瘀止痛。治疗虚寒腹痛的当归建中汤和当归生姜羊肉汤都以当归为君;而治疗瘀血作痛的活络效灵汤、身痛逐瘀汤、血府逐瘀汤、少腹逐瘀汤等,治疗跌打损伤的复元活血汤,治疗痹证麻木的蠲痹汤、独活寄生汤、大秦艽汤,治疗中风气虚血瘀证的补阳还五汤中都用当归尾活血。

第三,当归有调经的作用。有用于月经不调的逍遥散、加味逍遥散、四物汤、八珍汤等,有用于治疗痛经的温经汤、胶艾汤,有用于治疗闭经的少腹逐瘀汤、人参养荣丸等,都用全当归。

第四,当归用于痈疽疮疡,起到补血活血、消肿止痛、排脓生肌的作用。如治疗阳证痈疮脓毒初期的仙方活命饮;治疗热毒炽盛之脱疽的四妙勇安汤;治疗痈疡肿毒,正气不能托毒的透脓散;治疗痈疽溃后气血空虚的内补黄芪汤等;都有当归。

第五,当归有润肠通便的作用,主要用于血虚肠燥便秘。如润肠通便的润肠丸和济川煎,泻热通便滋阴益气的新加黄龙汤等,都作用当归身。

在诸多方剂中,表明用当归身的只有治疗疮疡的小金丹,其实在养血润肠中多用当归身。表明用当归尾的只有补阳还五汤和仙方活命饮。在处方中凡是用于活血化瘀者均可用当归尾。

总之,当归即是补血药,又是活血药。它是兼有活血作用的补血药,故动而主走,所以适用于虚寒兼有瘀血者。当归的温性也较明显,有一定的散寒作用,所以更适用于虚寒性腹痛。在有些方剂中如龙胆泻肝汤中当归只有 3g,一是防寒凉太过,二是湿为阴邪,非温不化。而在归脾汤中当归的用量小于其他各药,是因为它有一定的活血作用,防止统血失偏。

区 别 用 药

白芍补血偏于养阴,其性静而重守,血虚生热者宜用白芍。

当归补血偏于温阳,其性动而主走,血虚有寒者宜用当归。

28 生地黄清热凉血,熟地黄补血生精

生地黄、熟地黄是中医临床上常用的凉血补血之品。二者虽同属一个品种,但作用大不相同,生地黄为清热凉血药,熟地黄为补血药。

> 生地黄清热凉血,养阴生津。
>
> 熟地黄补血生精,滋肾养肝。
>
> 地黄炭止血。
>
> 鲜生地大寒,用于温热时疫,血中火热毒炽。

在第五版教材《方剂学》,有 31 首方剂中标明用生地黄或干地黄,28 首方剂中标明用熟地黄,1 首方剂中标明用鲜生地,1 首方剂中标明生、熟地黄同用。

生地黄又称干地黄,性甘苦寒,入心、肝、肾经,具有清热凉血、养阴生津之效。现代医学认为其有泻下、保肝、降糖、止血、利尿、强心、抗真菌的作用。在《方剂学》中,使用涉及面比较广,如在解表剂、清热剂、治风剂、治燥剂中大多都使用生地黄。

熟地黄是生地黄通常以酒、砂仁、陈皮为辅料经过反复蒸晒加工炮制至内外色黑、油润、质地柔软、黏腻而成。其性质由甘寒转为甘微温,入脾、肾经,具有养血滋阴、补精益髓之功。临床上在补益剂和痈疡剂中使用。

临床上也有用鲜地黄的,主要用于温热时疫,血中火热毒炽而狂躁谵语者。如羚羊钩藤汤,该方中就使用鲜生地。个别地方也有用生地炭用于止血。然而

在第五版《方剂学》中的四首止血方剂中却都选用生地黄凉血止血，意在见血休止血。

生地黄清热凉血

第一，生地黄用于阴虚内热证、湿热证热在血分，而发挥凉血清热之效。如治疗热在血分证的清营汤、治疗气血两燔之发斑的化斑汤、治疗热毒炽盛于血分的犀角地黄汤等。据现代研究显示，生地黄有止血作用，能促进血液凝固，故在临床应用时不可用于缺血性心脑血管病。

第二，生地黄用于热在血分迫血妄行吐血、衄血、尿血、崩漏下血等。如治疗吐血的四生丸，治疗尿血的小蓟饮子，治疗下血的黄土汤，治疗崩血的胶艾汤，用的都是生地黄。

第三，生地黄养阴生津，用于热病伤阴、阴津不足之症，如用于心经热盛伤阴证的导赤散，用生地黄防止苦寒伤阴的龙胆泻肝汤。清胃散中用生地目的是凉血滋阴以制胃热，当归六黄汤中用生地意在养阴清热，天王补心汤中重用生地一是滋肾水以补肾，二是入血分以养血。百合固金汤中用生地在于滋阴凉血，增液汤中用细生地意在助水行舟，一贯煎中用生地为君滋阴养血以利肝肾。

在这里要提醒大家的是，肾气丸中标明用生地而不是熟地，目的是滋补肾阴，它不同于六味地黄丸用的是熟地黄。在玉女煎中许多人误用生地，实际是熟地黄以补少阴之不足。在独活寄生汤中也有人认为补肝肾而选用熟地，实际是用生地黄养血凉血以防辛燥太过。还有容易出错的地方，如地黄饮子，方中误认为有附子、肉桂便选用熟地，实际上是生、熟地并用，发挥阴阳相配以补肾阴又防桂、附太过。

熟地黄补血生精

熟地黄在方剂应用中有两个作用,一是用于血虚,为补血要药,多用于妇科月经不调和崩漏,最常用的方子是四物汤、八珍汤、泰山磐石散,与当归同用,重在补血。然在知母甘草汤中用的是生地而不是熟地,与麦冬、阿胶同用以甘润滋阴。

熟地黄的第二个作用是补精益髓,在补阴剂中广泛使用。如治疗肝肾阴虚的六味地黄丸、知柏地黄丸、麦味地黄丸、杞菊地黄丸、都气丸、左归丸、左归饮、大补阴丸、济生肾气丸、右归丸、右归饮中用的都是熟地,目的是补精益髓以滋阴。这里要注意的是,在大秦艽汤中用的也是熟地,而不同于独活寄生汤。阳和汤中用生地,重在滋补营血,内补黄芪汤中用熟地意在补肝。

熟地是一味不可多得的补益药,医书中多有称赞:

阴虚而神散者非熟地之守,不足以聚之;

阴虚而火升者,非熟地之重,不足以降之;

阴虚而躁动者,非熟地之静,不足以镇之;

阴虚而刚急者,非熟地之甘,不足以缓之。

总之,生地和熟地是中药中通过炮制改变性能和功用的扩大临床应用范围的典型例子。生地主要是凉血药,性偏于苦寒,为清热凉血药,治热证。苦能清泄,也有甘味,其性能养阴生津。经过炮制后的熟地主要功效不是凉血,而是补血,性质就发生改变,甘温苦味就没有了。

熟地最基本的两种功效:一是补血,治血虚;二是养精,治精血不足。当归与熟地都有补血药。但当归主动,治血虚兼有瘀血寒凝者。熟地主静,治血虚兼有出血。熟地也是补血药,但比较滋腻,所以在炮制时有人就加入陈皮和砂仁,让它不影响脾胃。我们在处方中往往加入这两味药,使用熟地时也可以用一些炒杜仲,可以缓解熟地之滋腻。

在应用熟地时要注意麻黄是得熟地而不表,熟地见麻黄而不腻;熟地久服宜用砂仁拌(或佐一些砂仁),以免腻膈;用熟地补肾时佐用一些炒杜仲,可使熟地补而不滞。

区 别 用 药

阿胶补血兼能止血,滋养肝肾兼能养肺阴。

熟地补血兼能填精髓,滋养肝肾兼能养心血。

桑椹补肝肾,其性偏凉,补血之力不如熟地。

熟地补肝肾,其性偏温,滋阴补血之力远大于桑椹。

当归补血其性动,生新血而补血。

熟地补血其性静,滋阴经而养血。

何首乌补肝肾,但补血之力不如熟地。

熟地乌须发之力不如何首乌。

29 生白芍养血柔肝,酒白芍和中缓急

白芍是主要的补血药,味酸苦,性微寒,归肝、脾经,有养血荣筋、缓急止痛、柔肝安脾等作用,与当归同为主要的补血药。临床上有生白芍、炒白芍之分。生白芍养阴补血柔肝;酒炒白芍和中缓急;土炒白芍安脾止泻。现代医学认为白芍有解痉、抗菌、解热、消炎、镇痛、镇静、预防消化道溃疡的作用。

> 生白芍养阴补血柔肝。
>
> 酒白芍和中缓急。
>
> 土白芍安脾止泻。

白芍的功用主要有三点:一是养血敛阴治疗肝血亏虚,月经不调;二是柔肝止痛,治疗肝脾不和,胸胁脘腹疼痛,四肢挛急疼痛;三是平抑肝阳治疗肝阳上亢,头痛眩晕。这些都体现在各个方剂中。《方剂学》中用白芍处甚多,第五版教材《方剂学》中,有 50 首方剂中用白芍,书中明确标明炒用、生用虽只有12 处,但其意义深刻,其余均无标明,亦理解为生用,也有为炒用的。

《方剂学》中最早见到白芍的是群方之冠的桂枝汤。与桂枝相合调和营卫,相须为用。继则在解表剂中用白芍的有桂枝加葛根汤、桂枝加厚朴杏仁汤、小青龙汤、小青龙加石膏汤、升麻葛根汤、葱豉桂梗汤等调和营卫。

在和解剂中,治疗阳郁厥逆证的四逆散,治疗气血郁滞的枳实芍药散,治疗肝气郁滞的柴胡疏肝散,治疗肝郁血虚脾弱的逍遥散、加味逍遥散中都用白芍益阴养血。而在痛泻要方中,要用土炒白芍以养血泻肝。

在清热剂中,治疗痢疾的芍药汤、治疗热痢的黄芩汤中都重用生白芍调和营卫,缓急止痛。

临床方剂中用炒白芍除治疗脾虚肝旺痛泻的痛泻要方外,还有治疗中焦虚弱肝脾不和的小建中汤,治疗湿热证的防风通圣散,治疗气血虚弱、气不摄血的圣愈汤重在养阴血。而在治疗脾虚肝郁、湿浊带下的完带汤中用酒炒白芍在于疏肝扶脾。在治疗血虚血瘀的桃红四物汤不用赤芍却用炒白芍养阴血。在治疗痈疽溃后气血皆虚的内补黄芪汤中用的是酒白芍以养血补肝。

在补益剂中,无论是补血的四物汤,还是气血双补的八珍汤、十全大补汤、人参养荣汤,以及治疗气血虚弱所致胎堕的泰山磐石散中都用白芍敛阴补血,故用生白芍。

在平息内风时,用于凉肝息风的羚角钩藤汤或镇肝息风的镇肝熄风汤时一定要用生白芍,前方用量小,后者用量稍大,其目的在于滋肝肾,平肝阳。

目前对于生白芍的作用,诸多医家各有所创新。如验方当归补血汤加味重用生白芍30g,治疗妇女崩漏和鼻衄疗效明显。生白芍主要发挥其敛阴血以止血的作用。也有的医生用一味生白芍30g治疗阴血不足的便秘。

临床上重用白芍的方剂较多,如治慢性细菌性痢疾的当归芍药汤中白芍用到60g,意在和营养血、柔肝止痛;治疗阴虚阳亢的镇肝熄风汤中白芍用到40g,意在滋阴液以制阳亢;治疗颜面神经痛的四味芍药汤中白芍用至30g,意在柔肝息风缓急疼痛;治疗坐骨神经痛的加味桂乌汤白芍也用到30g,意在缓急止痛;治疗女子不孕症的调肝汤白芍也用25g,意在养血敛阴而通便。还有人用白芍治疗原发性青光眼的绿风平安汤,治疗麻痹性斜视的滋肾柔肝汤都用到30g,意在滋养肝肾之阴。

我在临床上使用生白芍较多,常以骨刺方治疗各种脊柱骨关节病变,重用白芍30~60g,能起到养血柔肝、软化骨刺、缓解疼痛的作用。

临床上养血补血,柔肝多用炒白芍,和中缓急常用酒白芍。白芍和赤芍在汉代以前是不分开的,后来才逐渐分为白芍和赤芍的,作用也有所不同。

白芍与赤芍二者功用相差甚远,白芍偏于养血益阴,赤芍偏于行血散寒;白芍养肝阴,赤芍泻肝火;白芍补而不散,赤芍散而不补。

总之,白芍与当归同为补血药,白芍补血偏于养阴,其性静而重守。当归偏于温阳,其性动而重走。血虚生热者宜用白芍,血虚有寒者宜用当归。二者合用可互补其偏,互助为用。

区 别 用 药

赤芍偏于行血散瘀,泻肝火,散而不补。

白芍偏于养血益阴,养肺阴,补而不散。

当归入肝能动肝阳,性动。

白芍入肝能敛肝阳,性静。

熟地补血,以入肾生精为主,性甘温。

白芍补血,以入肝养阴为主,性酸寒。

30 何首乌补肾强筋，生首乌解毒通便

何首乌苦、甘、涩、微温，归肝、肾经。本品温而不燥，补而不腻，性质平和，适于久服，常用于病后虚弱，阴虚血亏，筋骨较弱者，多在滋补强壮的方药中佐用。何首乌生、熟制品功用各有所偏。

> 制首乌补肝肾，强筋骨，养血固精。
>
> 生首乌消瘰疬，解疮毒，通便结。
>
> 鲜首乌解毒润肠功效较生首乌更佳。
>
> 首乌藤养心安神，通络祛风。

第一，制首乌能养血益精，平补肝肾，乌须发。据近代研究表明，本品有促进血液新生的作用，可抗菌、抗病毒、乌发、抗衰老、降血脂。如治疗肝肾不足证的七宝美髯丹，用大剂量制首乌为主药配合其他滋补肝肾的枸杞子、菟丝子、当归、怀牛膝、茯苓等滋肾水、补肝血，治疗肝肾不足的发白、齿摇、腰膝酸软等。配伍山萸、山药、芡实等，可治疗肾虚的妇女带下。

第二，生首乌补益力弱，且不收敛，有截疟、解毒、润肠通便的功效，用于治疗久疟、痛疽瘰疬、肠燥便秘等。本品配合五味消毒饮，治疗因气血流行滞碍所致的瘰疬痈肿等。本品配合当归、肉苁蓉、黑芝麻、火麻仁等治疗因血虚引起的便秘。近代研究表明，本品能促进肠蠕动，适用于治疗虚性便秘。

第三，首乌藤又名夜交藤，能治失眠，祛风湿，舒经络，除痹痛。煎水外洗有解毒和血、祛风的作用，可用于风疮、疥癣作痒。

第四,据李时珍《本草纲目》记载何首乌能止心痛,故可治疗高血压、冠心病、心绞痛等。因为本品有强心作用,尤其对疲劳的心脏,生、熟同用作用更为明显。另外,本品能阻止胆固醇在肝内沉积,减轻动脉粥样硬化,我在治疗高脂血症及脂肪肝时常常使用制首乌。

总之,何首乌就是一种滋补良药,有促进生长发育和延缓衰老的作用,但就其补精血而言,远不如熟地黄和枸杞子,但适用于慢补。急需滋补时,用熟地黄为宜;长期慢补时,用何首乌为好,二者也可合用。

区 别 用 药

熟地黄滋补肝肾,填精益髓之力较何首乌为优,但滋腻太甚容易腻膈害胃。

何首乌不寒不燥,不腻肠、不害胃,又有养血祛风之功,是熟地黄所不及。

黄精补而不腻,但偏于补中益气,润养肺胃阴津。

何首乌偏于滋补肾,养血益精。

31 制龟甲滋阴潜阳,龟甲胶滋阴补血

龟甲味咸微甘,性凉,归肾、肝、心经,为滋阴潜阳药,以滋阴为主。

> 龟甲滋阴潜阳,益肾健胃,养血补心。
>
> 龟甲胶滋阴补血作用比龟甲好,亦能止血,但通血脉消癥
>
> 瘕的力量不如龟甲。
>
> 炙龟甲砂炒醋淬后,更容易煎出有效成分,亦可去除腥味。

龟甲有四大作用:

第一,用于阴虚阳亢,或热病伤阴,虚风内动,如治疗类中风的镇肝熄风汤,阴虚风动证的大定风珠、小定风珠,滋阴复脉的三甲复脉汤都用生龟甲配合他药滋阴潜阳以平内风。

第二,用于阴虚发热之证,如治疗阴虚火旺证的大补阴丸中炙龟甲配伍熟地黄、知母、黄柏治疗阴虚火旺、咳嗽咯血、盗汗遗精。

第三,用于肾虚引起的腰脚痿软,筋骨不健、小儿囟门不合,如治疗肝肾不足、阴虚风热之痿证的健步虎潜丸中用炙龟甲配合熟地黄、虎骨等以补肾强筋。治疗真阴不足证的左归丸中用龟甲胶滋补肾精。

第四,用于心虚、惊悸、失眠健忘,如治疗心肾阴亏证孔圣枕中丹中用生龟甲滋阴补血安神。

总之,龟甲是一味滋补肝肾、平肝潜阳的良药,是标本兼顾的滋阴潜阳的药,相对比磁石、赭石、牡蛎、龙骨、珍珠母、石决明等药要好。由于价格较高,所以应用时受到一定限制。

龟甲与鳖甲来源于不同物种,但作用相似。而龟甲要比鳖甲滋阴降火作用强。

区 别 用 药

鹿茸偏于通督脉补肾阳。

龟甲偏于通任脉补肾阴。

玳瑁长于平肝镇惊,功力偏于潜降。

龟甲长于补阴降火,功力偏于滋阴。

鹿角胶补阴中之阳,通督脉之血。

龟甲胶收孤阳之汗,安欲脱之阴。

龟甲滋阴作用强于鳖甲。

鳖甲降虚火作用优于龟甲。

32 补血用阿胶，调肺用胶珠

阿胶是一种较好的补血药，是由驴皮熬制而成，其性甘平，归肺、肝、肾经，具有补血止血，滋阴润肺之功，但在加工上有所区别：

> 阿胶块补血止血滋阴。
> 阿胶珠补血滋阴润肺。

> 蛤粉炒阿胶润肺化痰。
> 蒲黄炒阿胶止血。

阿胶有四大功效：补血、止血、滋阴、润肺。

第一，本品为良好的补血药，用于血虚眩晕、心悸等血虚诸症。在《方剂学》中没有特殊的方剂，大多与补气养血药同用，如用于补血调血的四物汤。只有在益气养阴、通阳复脉的炙甘草汤中用阿胶滋阴、养心、补血。在辨病论治上，常用本品治疗各种贫血。近代研究表明，本品能促进红细胞与血红蛋白的增加，有升高血压、抗休克及提高机体免疫力的作用。

第二，本品为止血要药，单用即有效，多配伍复方使用，用于吐血、衄血、便血、崩漏，但需蒲黄炒阿胶珠。如《千金翼方》中以本品配伍蒲黄、生地黄治吐血不止。治疗脾阴不足、脾不统血的黄土汤中，阿胶与生地黄滋阴养血以止血。二者得白术、附子不会产生滋腻呆滞。如治疗妇人冲任虚损、血虚有寒的胶艾汤治疗妇女崩漏也有用阿胶。

第三，本品不仅补血亦可滋阴，可用于阴虚失眠。如滋养阴血、柔肝息风的阿胶鸡子黄汤、黄连阿胶鸡子黄汤等都用阿胶滋补阴血。在平肝息风剂中的治疗阴虚风动证的大定风珠、小定风珠，滋阴复脉、潜阳息风的三甲复脉汤都用阿胶滋阴养血以息内风。

第四，本品有滋阴润肺的功效，用于虚喘或阴虚燥咳。如补肺阿胶汤与清燥润肺、养阴益气的清燥救肺汤中都用蛤粉炒阿胶珠润肺养阴以止咳喘。

除此而外，阿胶还有养血润燥滑肠的作用，可用于妇女产后便秘、老人肠燥便秘、血虚便秘等。

总之，阿胶主要有补血、止血、滋阴三大作用，用于治疗血虚，尤其重用于出血而致的血虚症。其滋阴作用主要在肺和心，如治肺阴虚的补肺阿胶汤，如治心阴虚的黄连阿胶鸡子黄汤。一般来讲，治肺出血多用蛤粉炒阿胶，治其他出血多用蒲黄炒阿胶。

区 别 用 药

熟地黄滋阴补血，偏于补肾阴、填精髓而补血。

阿胶滋阴补血，偏于润肺养肝，补血而滋阴兼能止血。

33 半夏制品同类药的区别运用

半夏是重要的化痰药之一,性味辛温有毒,归脾、胃、肺经。临床上一般不使用生半夏,主要使用制半夏。制半夏有四种制品。

> 法半夏调和脾胃,燥湿化痰,用于脾虚湿痰饮内停。
>
> 姜半夏用于治呕吐。
>
> 清半夏辛燥之性减小,燥湿祛痰力弱。用于体虚痰多,寒湿较轻者。
>
> 半夏曲化痰并兼能助消化,健脾化湿,导滞开郁,用于脾胃湿滞、呕吐、泄泻、寒痰咳逆。

在《周礼》里有一句话,"五月半夏生"按农历来讲,4、5、6 月是夏天,5 月是夏天的中间,夏天的一半。半夏的半就是这个意思。二陈汤有半夏和陈皮。半夏和陈皮都要放置一段时间效果更好,而且更加安全。"陈久者良"是其意,所以称半夏和陈皮为二陈。

仲景《伤寒论》113 方中,用半夏有 17 首,在第五版《方剂学》中有用半夏 44 首,标明用姜半夏的有参苏饮、柴胡枳桔汤、涤痰汤、柴胡陷胸汤、定痫丸 5 首方,标明用半夏曲的有冷哮丸、枳实消痞丸 2 首方。此二书中均未标用清半夏。

半夏在《方剂学》中使用最多的在和解剂,如小柴胡汤、蒿芩温胆汤等。在祛痰剂中的二陈汤、导痰汤、茯苓丸、半夏白术天麻汤,在祛湿剂中的三仁汤、连朴饮、柴平汤、蚕矢汤等都使用半夏,在消导化积剂中的保和丸、枳实消痞丸、鳖甲煎丸中半夏也不可缺失,在理气剂中用于降逆的苏子降气汤、定喘汤、干姜人参半夏丸也都用半夏。

半夏主要有四种功用：

第一，燥湿化痰。用于脾不化湿、痰涎壅滞所致的痰多、咳嗽、气逆等症。本品具温燥之性，能燥湿而化痰并具有止咳作用，为治痰的要药，临床上多用法半夏。如与陈皮、茯苓配伍增强燥湿化痰的二陈汤是治疗痰湿的基础。痰湿往往有气滞，因此用陈皮行气以弥补半夏不能行气之不足。痰湿和脾湿有关，所以加茯苓渗湿利水，健脾除湿。

与细辛、干姜配伍温肺化饮治寒痰清稀的小青龙汤中半夏是取其治寒痰之效，因此小青龙汤证是内有寒饮，外感风寒，故方中用半夏温化寒痰。

与黄芩、知母、瓜蒌配伍清热化痰，治痰稠色黄用清气化痰丸。半夏虽治寒痰，如果痰多咳嗽，仍可用一些清热药。然而治疗燥痰的贝母瓜蒌散，调肺清热、理气化痰不可加半夏。

第二，降逆止咳。用于胃气上逆、恶心呕吐，半夏既能燥湿以化痰又能降逆以和胃。所以治疗呕吐诸方均用姜半夏，能使胃气和降以止呕吐。生姜和半夏都是"呕家圣药"，区别在于生姜可解半夏之毒。如与生姜同用治疗寒饮呕吐的小半夏汤，与人参、白蜜同用治疗胃虚呕吐的大半夏汤，与黄连、竹叶等同用，治疗胃热呕吐的温胆汤，与苏叶、砂仁等同用治疗妊娠呕吐的香砂六君子汤和苏叶黄连汤。

第三，消痞散结。用于胸部痞闷、梅核气以及瘿瘤痰核、痈疽肿毒等。半夏有辛散消痞、化痰散结之功。与瓜蒌、黄连相配的小陷胸汤治疗痰热互结所致的胸脘痞闷呕吐。化痰与消痞是一种对因作用，所以两者存在因果关系。与黄连、干姜、党参等配伍，治疗心下痞的半夏泻心汤、生姜泻心汤、甘草泻心汤都用法半夏。与旋覆花、生赭石等配伍的旋覆代赭汤治疗胃气虚弱、痰湿内阻的心下痞硬。与厚朴、苏叶、茯苓配伍的半夏厚朴汤治疗梅核气。与昆布、海藻、浙贝等配伍的海藻玉壶汤治疗瘿瘤痰核。

第四，燥湿和胃。如与秫米配伍治疗胃不和而卧不安的半夏秫米汤。与枳实、竹茹等配伍治疗胆胃不和、痰热内扰、惊悸不宁的温胆汤。

总之，半夏是一味重要的燥湿化痰药，由于性味辛温，故适用于寒痰之症，尤善于治疗脏腑痰湿。临床上如治疗痰热，一定要配一些清热药。但必须明确热痰偏湿证，而且痰量多。半夏常分法半夏、姜半夏和清半夏。一般的痰湿寒证和痞证可用法半夏，如见呕吐则用姜半夏，对于体虚寒湿较重的可用清半夏。如寒湿痰证兼有消化不良者，出现消化道病变的才用半夏曲，如枳实消痞丸。

《本经逢原》载半夏："同苍术、茯苓治湿痰；同瓜蒌、黄芩治热痰；同南星、前胡治风痰；同芥子、姜汁治寒痰；惟燥痰宜瓜蒌、贝母，非半夏所能治也。"

区 别 用 药

半夏、天南星与白附子都是天南星科的植物，都有毒性。芋头与魔芋也是天南星科的植物，都有一定的毒性，但是加工炮制之后其毒性可以消除的，是很安全的。

半夏燥湿化痰止咳作用明显，与南星同用可治疗顽疾咳嗽，如导痰汤。

南星燥湿化痰止咳作用不明显，兼治风疾。

白附子燥湿化痰作用不明显，但能祛风止痉，治疗风疾，如牵正散。

34 天南星清热化痰，胆南星化痰散结

胆南星与天南星同属一种植物的根，由于炮制方法不同，治疗也有所不同。其功效主要是燥湿化痰、祛风解痉。

> 天南星清热化痰，息风定惊，用于热痰咳嗽、癫痫。用姜汁、明矾制。
> 胆南星性温毒性减小，化痰散结力强，用于食痰咳喘，寒痰咳嗽。牛胆汁拌制而成。
> 生南星外敷能散结消肿止痛。

天南星又称制南星，味苦平，性辛温，归肺、肝、脾经，主要功能为祛风痰，用于因风痰上扰而致的眩晕、中风、口眼㖞斜、舌强失语，痰声漉漉以及惊风癫痫、破伤风等，如治疗破伤风的玉真散。

胆南星（用牛胆汁制过的），味苦，性质寒凉，归肝、胆经，既能豁痰，又能清热，适用于痰热引起的癫痫、小儿惊风、大人中风。如涤痰开窍的涤痰汤，燥湿祛痰、行气开郁的导痰汤，化痰开窍的菖蒲郁金汤都用胆南星。

总之，南星由于炮制方法、加入的原料方法不同，一般用姜和明矾制过的称天南星，用牛胆汁或猪胆汁拌过的称为胆南星。天南星性偏温，胆南星性偏凉。天南星燥湿化痰，祛风解痉。胆南星清热化痰，息风定惊。

半夏与南星同属，天南星植物药性辛温有毒，均为燥湿化痰要药，善治湿痰、寒痰，炮制后又能治热痰、风痰。然半夏主入脾、肺，重在治脏腑湿痰且能止呃。

天南星则走经络,偏于祛风痰而能解痉止厥,善治风痰。

区 别 用 药

半夏化痰,辛而能守,功善燥湿痰、健脾胃兼能止呕。

制南星化痰,辛而不守,功善化经络风痰,主用于中风、破伤风等。

35 炙百部润肺止咳,生百部杀虫灭虱

百部,味甘苦,性微温,归肺经,有润肺止咳的作用。本品温而不燥,润而不腻,对新、久咳嗽都可适用。本品分蜜炙和生用两种。

> 炙百部润肺止咳。
>
> 生百部杀虫灭虱,治蛲虫。

炙百部有润肺止咳之功,暴咳、久咳均可使用。如治疗风邪犯肺新咳的止嗽散中百部与紫菀为君药;治百日咳的小青龙汤,治疗肺痨咳嗽的沙参麦冬汤中都可加炙百部。吾治疗温燥伤肺咳嗽时在桑杏汤中有时也加入炙百部,疗效很好。

生百部多用于杀虫,可杀蛲虫、蝇,一切树木蛀虫,也可灭虱子(头虱、体虱、阴毛虱)。可烧烟,也可水煎洗。

总之,炙百部基本功效是止咳。止咳作用比较强,用于久咳。严格来讲,百部既没有平喘作用,也没有润肺作用。生百部只用于杀虫。二者不可通用。

36 瓦楞子生煅两用各不同

瓦楞子味咸,性平,归肺、肾、肝经,临床上可生用和煅用。其功用为消痰软坚、化瘀散结、制酸止痛。

> 生瓦楞子软坚散结,消痰祛瘀。
> 煅瓦楞子止胃酸过多。

生瓦楞子有软坚散结,消积块,祛瘀血的作用,可治疗癥瘕癖痞,老痰积块,无名肿物。可配合行气活血、散结消瘀的三棱、莪术、鳖甲等同用。

煅瓦楞子有制酸止痛作用,适用于胃脘疼痛、泛吐酸水等症。常与治疗肝肾气滞寒凝证的良附丸,治疗肝火犯胃证的左金丸,脾胃气虚证的香砂六君丸同用。

近些年来,用煅瓦楞子配甘草(等分),共为细末,每服 2g,每日 3 次,温开水冲服,对胃及十二指肠溃疡,胃酸过多者有效。大便秘结者可加大黄;胃部喜温者可加高良姜;胃痛明显固定不移者加元胡、五灵脂。

总之,瓦楞子生用软坚散结,煅用治胃痛且制酸。由于瓦楞子可使人大便干燥,故对于胃痛泛酸,而大便干秘者,佐用本品时要配合一些大黄或番泻叶。

区别用药

乌贼骨通血脉,祛寒湿,而治腹痛。

瓦楞子软坚散结,消痰积,而治胃痛。

元胡治胃痛有活血行气的作用。

瓦楞子治胃痛有制酸祛瘀的作用。

37 五灵脂活血散瘀,炒五灵脂散瘀止血

五灵脂苦、咸、甘、温,归肝经,主要功用是活血散瘀、通利血脉。炒炭用可以止血。五灵脂主入肝经血分,前人经验认为本品"血闭能通,经多能止",能治疗男女一切心腹胁肋诸痛,临床上常用于瘀血所致各种疼痛。

> 五灵脂活血散瘀,通利血脉。
>
> 炒五灵脂可用于瘀血引起的出血过多,妇女崩漏下血,痔疮出血。

第一,胃脘痛。可配合蒲黄、乳香、元胡、高良姜、香附等同用,如治疗肝胃气滞寒凝的良附丸。

第二,腹痛。可配合当归、白芍、川芎、桂枝、吴茱萸、丹参、炮姜等同用,如治疗瘀血阻滞膈下的膈下逐瘀汤。治少腹痛可加川楝子、小茴香、葫芦巴等,如治疗寒凝血瘀证少腹逐瘀汤。

第三,胁肋痛。可配合柴胡、枳壳、青皮、白蒺藜、姜黄、皂荚刺、赤芍等同用,如治疗肝气郁滞证的柴胡疏肝散。

第四,关节痛。可配合鸡血藤、桑枝、桂枝、附子、松节、威灵仙、当归、红花、羌活、独活、炙山甲等同用,如治疗瘀血痹阻经络证的身痛逐瘀汤。

第五,痛经。可配合当归、川芎、熟地、白芍、桃仁、红花、蒲黄、香附、川楝子等同用,如治疗冲任虚寒、瘀血阻滞的温经汤。

第六，产后腹痛。可配蒲黄、泽兰、牛膝、益母草、元胡、炮姜、川芎、红花、桃仁、当归等同用，如治疗血虚寒凝、瘀血内阻的生化汤。

总之，五灵脂苦泻温通专入肝经血分，善于活血化瘀止痛。正如《本草经疏》所言："五灵脂，其功长于破血行血，故凡瘀血停滞作痛，产后血虚、恶血冲心、少腹儿枕痛，留血经闭，瘀血心胃间作痛，血滞经脉，气不得行，攻刺疼痛等症，在所必用。"

五灵脂主要用于活血散瘀，并无生血的作用，所以本品多与丹参、当归尾、红花等活血作用不同，要注意随症配伍应用。它与蒲黄相配，名为失笑散，适用于出血症，又可用于瘀血引起的腹痛。

五灵脂在用法上，一是要用醋炒以掩盖其味，另外要包煎以防汤液浑浊。

区 别 用 药

五灵脂活血散瘀偏于温散。

蒲黄活血化瘀兼能止血。

第三章
近似类药

中药饮片中有部分药物名称近似，功能近似，但在临床方剂中运用是有区别的。如果运用得当，会提高临床疗效。为进一步使医者对此类药有所认识，现举下列 18 对 36 味药物加以区别认识。

1 北沙参与南沙参

北沙参、南沙参分属不同科植物,但功效相似。两药性微寒归肺、胃经,有养阴,润肺,清热的作用。

北沙参体重质坚,性味甘凉,主要用于养阴清肺,生津益胃。

南沙参体轻质松,性味苦寒,清肺火而益肺阴,兼有风热感冒而肺燥热者可以使用。

鲜沙参即鲜南沙参,清热养阴生津力较好,多用于热病伤阴之证。

北沙参作用有两个:

第一,本品有养阴润肺作用,前人有"沙参补五脏之阴"的说法,用于肺热阴虚引起的燥咳或劳嗽咯血,如治疗燥伤肺胃阴分的沙参麦冬汤,治疗外感温燥的桑杏汤。

第二,本品有清热生津作用,用于热病伤津,舌干,口渴,食欲不振,有益胃生津的功效。如治疗胃阴损伤证的益胃汤,即本品加麦冬、生地、玉竹等,以养阴生津止渴,治胃阴不足之证。

总之,北沙参体重质坚,补肺阴、润肺燥、清肺热;养胃阴、清胃热、又能生津止渴。故有人认为沙参补五脏之阴。

南沙参体轻质轻,其滋养肺胃之阴不如北沙参,如果有肺气虚,咳嗽有痰用之较好。多用于外感风热兼肺燥热者用。

区 别 用 药

党参甘温,补肺胃之气。

北沙参甘凉,补肺胃之阴。

人参补阳而生阴。

沙参补阴而制阳。

2 麦冬与天冬

麦冬与天冬同属补阴药,皆能滋阴,但临床应用上有所区别。

> 麦冬甘而微寒,归胃、肺、心经,偏于润肺宁心,兼能养胃阴,止烦渴。
> 天冬甘苦大寒,归肺、肾、胃经,偏于清热降火,兼能滋肾阴,降肾火。

麦冬润肺宁心

麦冬有四大功效:滋阴润肺、养阴清心、生津益胃、润肺利咽。

第一,麦冬有养肺阴、润肺燥功用,常用于阴虚内热、烧灼肺津、肺阴不足、肺热咳嗽、干咳少痰、烦热口渴或痰中带血,舌红少津脉细数等。如滋养肺肾、止咳化痰的百合固金汤,清养肺胃、生津润燥的沙参麦冬汤、二冬膏,可治疗肺结核、支气管炎,百日咳等病属阴虚肺热证者。

第二,麦冬养阴清心,用于心阴虚而心中烦热、心悸心慌、失眠等。如治疗温病邪热入营的清营汤;如治疗阴虚有热,心烦失眠的天王补心丸;治疗阴血不足,心肾失调所致失眠的柏子养心丸;治疗心气心阴两虚出现气短,倦怠,口渴,汗出,脉微弱欲绝而虚脱者的生脉散。而炙甘草汤中麦冬是治疗气虚血弱,脉结代的心动悸。如用于宁心安神可用朱麦冬。

第三,麦冬生津益胃,有养胃阴,生津液的作用。用于温热病后,津液耗伤胃阴不足而致口燥咽干、食欲不振、大便数日不行。如治疗胃热阴虚的玉女煎,治疗肠热便秘的增液汤,治疗肝肾阴虚血燥气郁津亏的一贯煎,方中麦冬发挥滋养胃阴的作用。

第四，麦冬润肺利咽，用于肺热阴伤，咽喉干痛，声哑失音，舌燥口渴。如养阴清肺，解毒利咽的养阴清肺汤和治疗气阴两伤证清燥救肺汤等。

天冬滋阴降火

天冬味甘苦，性寒，为常用的滋阴清热药。其作用有二：

第一，天冬能清肺火，滋肾阴，润燥止咳，如二冬膏，用于治疗因肺阴虚而出现的口渴多饮，饮不解渴，尿频而多者的糖尿病、尿崩症、甲亢等。如治疗消渴的玉液汤，就可以加入天冬。我们平常用的滋阴清热、养血安神的天王补心丸中也有天冬以清虚火。

第二，天冬能清热养阴而有生津止渴之效，用于热病伤阴口干口渴或津亏消渴。如治疗气阴两伤的三才汤、消渴方中都有天冬。在治疗肠燥便秘时亦可用三才承气汤润肠散结通便。

总之，天冬和麦冬功效和主治非常相似。

第一，两者都作用在肺，能补肺阴，清肺热，润肺燥，其强度天冬强于麦冬，所以肺阴虚，燥热比较盛的用天冬，燥热不盛的选用麦冬。

第二，麦冬和天冬作用在胃，能养胃阴，清胃热，又能生津止渴，润肠通便。天冬滋阴润燥、清热生津作用强于麦冬。其不同点是麦冬作用于心经，有养心阴、清心除烦的效果，而天冬没有这个作用。天冬作用在肾，能滋肾阴、退虚热，肾阴虚，阴虚火旺时常用天冬。

区 别 用 药

川贝润肺止咳,偏于散肺郁而化痰,兼能开心郁而清热。

麦冬滋肺阴而清热,兼能养胃阴而止渴。

石斛滋肾阴,兼能养胃生津。

天冬滋肾阴,兼能清肺润燥。

3 玉竹与黄精

玉竹与黄精虽都为滋阴药,但在临床运用上,前人经验认为"黄精可代参芪,玉竹可代参地"。

> 黄精补脾气,养胃阴,调心肺。
> 玉竹滋养气血,平补肺胃,益阴润燥。

玉竹滋养气血,可代参地

玉竹,又名葳蕤,味甘微寒,归肺、胃经,具有滋养气血,平补肺胃,益阴润燥功用,常用于肺卫阴伤或燥邪伤肺而致的咳嗽少痰,咽干舌燥。如在治疗外感温燥证的桑杏汤,治疗温燥伤肺、气阴两伤证的清燥救肺汤,治疗阴虚燥热证的养阴清肺汤中都可加入玉竹。本品甘平柔润能养肺胃之阴,而除燥热,作用缓和而不滋腻敛邪。如玉竹麦冬汤和滋阴解表的加减葳蕤汤、养阴益胃的益胃汤中都用玉竹。

黄精益阴润燥,可代参芪

黄精味甘平,归脾、肺、肾经,补中益气,性质平和,主要功用有三:补脾气,养胃阴,润心肺。

第一,本品滋阴润肺,如润肺止咳二母丸中可加入黄精。

第二，本品有补肾益精功效，用于治疗肾精亏虚所致的腰酸、头晕、足软等。如《奇效良方》以黄精、枸杞等分研末为丸，用治肾虚精亏之证。

第三，本品既能补脾气，又能益脾阴，用于脾胃虚弱，倦怠乏力，食欲不振。如益气健脾的四君子汤中可加入本品。近期笔者也使用本品治疗消渴，如降糖饮。在益气滋阴、固肾止渴的玉液汤中亦可加入本品。

总之，玉竹与黄精都是养阴之品，都归肺经，均养肺阴，但玉竹适用于阴虚肺燥有热的干咳少痰。黄精适用于治疗肺金气阴两伤之干咳少痰。正如前人所言"黄精可代替参芪，玉竹可代替参地"。其不同点在于玉竹药性甘润，能养心胃之阴，清心肺之热。黄精能补益脾气，又能养脾阴，且能补益脾肾，延缓衰老，改善头晕、腰膝酸软、须发早白等早衰症状。

区别用药

天冬滋阴偏在肺肾，且性寒滞胃。

玉竹养阴偏在脾胃，性平而不害胃。虽养阴但不妨脾阳。

黄精滋肾之力强于山药。

山药长于健脾兼有固涩，宜于脾胃气阴两伤。

石斛能降肾中浮火而摄元气，除肾中虚热而除烦渴，清中有补，补中有清。

玉竹养阴甘平滋润，养肺胃之阴而除火，补而不腻。

4 潼蒺藜与白蒺藜

潼蒺藜与白蒺藜是名相似,但功效不同的药物。潼蒺藜属于补虚药,而白蒺藜属于平肝息风药。潼蒺藜又称沙苑子、沙苑蒺藜;白蒺藜又称刺蒺藜。

> 潼蒺藜偏于平补肝肾,用于补肾益精。
>
> 白蒺藜偏于透散肝郁,用于散郁调肝。

潼蒺藜补肾益精

潼蒺藜甘温补肾,能固精缩尿。

第一,潼蒺藜甘温,归肝、肾经,补肾,固精缩尿。用于肾虚腰痛,阳痿遗精,遗尿尿频,白带过多。如涩精补肾的金锁固精丸中配煅龙骨、莲须、芡实治疗上述诸症。

第二,本品有养肝明目之效,适用于肝肾不足引起的目暗不明,头昏眼花。如配菟蔚子、青葙子治目暗不明,配熟地、枸杞、菊花、菟丝子治疗头昏目花。

白蒺藜散郁调肝

白蒺藜,辛苦性微温,归肝经,有疏肝郁、散肝风、泄肝气、明目四大作用。

第一,本品有平肝潜阳的功效,用于肝阳上亢所致的头痛、目眩、目多眵等症。

常配合凉肝息风、增液舒筋的羚角钩藤汤使用。

第二，本品有疏肝解郁的功效，用于肝气郁结之胸胁不舒，乳痛不适等，常与柴胡、青皮、香附等同用，也可配合柴胡疏肝散同用。

第三，本品有祛风明目作用，用于风热所致的目赤多泪，目痛眼花，多眵等症，常配伍菊花、蔓荆子、决明子等，如白蒺藜散、明目地黄丸。

第四，本品可祛风止痒，用于风疹瘙痒，常与蝉蜕、荆芥等用。如赵炳南赵老治疗皮肤瘙痒症的全虫方中就有白蒺藜。

总之，潼蒺藜与白蒺藜虽不同，但它们都归肝经，潼蒺藜养肝肾明目，刺蒺藜疏散肝经风热、明目退翳，为祛风明目要药。其不同点在于沙苑子补肾固精具有涩性，治疗肾虚腰痛、阳痿遗精、遗尿带下。白蒺藜平肝、疏肝治疗肝阳上亢之头晕目眩，且能疏肝而散郁结，尚入血分而活血，治疗胸胁胀痛，乳闭胀痛，兼有祛风止痒之效。

区 别 用 药

菟丝子补肾益精，温而不燥，偏于生精温肾，可治久无子女。

潼蒺藜补肾生精，温助肾阳，偏治遗精阳痿，兼能明目。

钩藤清肝风而息风。

白蒺藜散肝郁而息风。

5 补骨脂与骨碎补

补骨脂又名为破故纸,骨碎补又名申姜、毛姜、猴姜,二者均为补阳药,但在功用上有所区别。

> 补骨脂补肾壮阳,固精缩尿,温脾止泻。
> 骨碎补补肾,活血止血,续伤。

补骨脂补肾壮阳

补骨脂味辛苦,性大温,归肾、脾经,主要功用是补肾阳,固下元,暖脾胃,止泄泻。临床应用有以下三点:

第一,本品有补肾壮阳的功效,主要用于阳痿,腰膝冷痛,阴囊湿冷、下腹部虚冷等症。如治疗阳痿的补骨脂丸,治疗腰膝冷痛的青娥丸,治疗肾精不足的九子回阳丸。

第二,本品能固精缩尿,用于滑精、遗尿、尿频,如治疗遗精的金锁固精丸、破故纸丸(破故纸、茴香等分)。《三因方》用补骨脂、青盐等分炒为末,治滑精。

第三,本品有壮肾阳,温脾阳止泻的功效。如治疗脾肾阳虚的四神丸、二神丸。

骨碎补补肾续伤

骨碎补苦温，归肝、肾经，有补肾、续伤、活血止血的功效。临床应用有以下两点：

第一，本品有补肾之功，可治肾虚引起的腰痛脚软、耳鸣、耳聋、牙痛、久泻。如《圣惠方》载，以本品与补骨脂、牛膝、胡桃仁同用治肾虚腰脚疼痛不止。《本草汇言》载，以本品配伍熟地、山萸肉治肾虚耳鸣、耳聋及牙痛。《本草纲目》载，用骨碎补研末入猪肾中煨熟食治肾虚久泻。

第二，本品有活血止血续伤的功效。如骨碎补散即以骨碎补、自然铜、虎骨、炙龟甲、没药研末治伤筋断骨，痛不可忍。笔者在临床上治疗腰髋关节痛时经常加入骨碎补止痛。

总之，补骨脂与骨碎补名称上都有一骨字。肾主骨，二者都归肾经。补骨脂归属补阳药，主要是补肾壮阳，而骨碎补归属活血化瘀药，主要是补肾强骨。补骨脂还入脾经，所以有温脾补肾之功；骨碎补又入肝经，所以活血续筋，用于治疗筋骨损伤。补骨脂还兼有涩性可固精缩尿。

区 别 用 药

肉豆蔻偏于助脾阳，燥脾湿而涩肠止泻。

补骨脂偏于补肾暖脾而固阳止泻。

6 浮小麦与小麦

浮小麦与小麦同属一个品种。浮小麦取其干瘪体轻或枯瘦带皮而浮在水面上的小麦。小麦是不浮在水面上的成熟小麦。二者虽同属一物，但作用大不相同。

> 浮小麦祛心经虚热而止汗。
> 小麦养心除烦，无止汗作用。

浮小麦味甘性凉，归心经，是常用的止汗药。"汗为心之液"。本品入心经，甘凉止汗，治阳虚自汗，可在竹叶石膏汤中使用；治阴虚盗汗可在当归六黄汤中使用。浮小麦也可用于久病、大病之后因津液、精血消耗太多而致阴虚的心烦盗汗，午后潮热，身体消瘦（体虚自汗），如牡蛎散。

小麦味甘性凉，归心经，功能养心除烦。适用于妇女脏躁，悲伤欲哭之症，如甘麦大枣汤。临床用量须大，30~60g。本品也可配合一些疏肝解郁、养心安神之品，如补脾养血调经的逍遥散、补心安神滋阴养血的天王补心丸，都可加入小麦。

总之，浮小麦与小麦虽属同物，但浮小麦为干瘪小麦，小麦为成熟的小麦，二者都入心经。浮小麦甘凉入心，能益心气敛心液，轻浮走表，能实腠理，固皮毛，除虚热，治疗气虚自汗。小麦又称淮小麦，功能养心除烦，治心神不宁，烦躁失眠及妇人脏躁等。

区 别 用 药

麻黄根固腠理而止汗。

浮小麦去心经虚热而止汗。

小麦养心除烦,无止汗作用。

川贝母与浙贝母均为贝母,因产地不同而名异。两者作用差不多,但在临床上应加以区别使用。

> 川贝母性凉而甘,兼有润肺之功,且有开郁宁心的作用
> 浙贝母苦寒较重,开泄力大,清热散结作用强。　　均能清肺
> 土贝母散结解毒,多用于外科,不可与贝母相混。　　化痰止渴。

川贝母润肺化痰

川贝母苦、甘,微寒,归肺、心经,为清热化痰、润肺止咳、散结消肿之要药。

第一,本品多用于肺虚久咳,痰少咽燥以及外感风热咳嗽,或痰火郁结,咳痰黄稠。如化痰止咳的二母散、养阴清肺的养阴清肺汤、止咳化痰的百合固金汤、润肺清热的贝母瓜蒌散中写的都是贝母。然在治疗热盛动风证的羚角钩藤饮和治疗风痰痫的定痫丸中用的是川贝,用以化痰开郁宁心。

第二,川贝母能清化郁热、化痰散结,治痰火郁结之瘰疬如消瘰丸。加入蒲公英、鱼腥草等清热解毒、消肿散结,治疗热毒壅结之乳痈肺痈。

浙贝母清热散结

浙贝母苦、寒,归肺、心经,具有清热化痰,散结消痈之效。

第一，浙贝母功似川贝母而偏苦泻，长于清化热痰，降泄肺气，多用于治肺热咳嗽及痰热郁肺之咳嗽，多配瓜蒌、贝母等。治疗温燥咳嗽的桑杏汤用的即是浙贝母。对于外感咳嗽应当使用浙贝母。

第二，浙贝母多用于瘰疬疮痈肿毒及乳痈、肺痈等，如消瘰丸。治疗阳证痈疡，肿毒初起的仙方活命饮；化痰软坚，清热散结的海藻玉壶汤，均用浙贝母。

总之，川贝母与浙贝母在《本草纲目》以前历代本草皆统称贝母。《本草汇言》载贝母以川者为妙之说，至《轩岐救正论》才正式有浙贝母之名。川、浙贝母之功基本相同，但川贝母以甘味为主，性偏于润，肺热燥咳、虚劳咳嗽用之为宜。浙贝母以苦味为主，性偏于清，风热犯肺或痰热郁肺之咳嗽用之为宜。至于清热散结之功为川贝母、浙贝母共有，但以浙贝母为胜。

区 别 用 药

半夏性温燥，主用于脾经湿痰。

贝母性凉润，主用于肺经燥痰。

菊花的名称很多,分为白菊花、黄菊花、滁菊花、杭菊花、贡菊花。野菊花与菊花在临床应用上有很大区别。优质的菊花产在浙江、安徽。产于杭州者为杭菊花,滁菊花产于安徽的滁州,还有亳州的亳菊花。

> 菊花疏风清热,解毒明目。
> 野菊花专为清热解毒药。

菊花疏风清热

第一,菊花甘苦微寒,归肺、肝二经,有疏风散热的功效,常用于治疗风温病初起风热感冒、头痛、目赤等。如疏风清热、宣肺止咳的桑菊饮。

第二,菊花是眼科常用的药物,能清肝明目,用于肝经风热或肝火上攻所致的目赤肿痛。常与夏枯草、桑叶、蝉蜕相配伍,亦可用于肝肾阴虚的目暗症。如治疗肝肾阴虚证枸杞地黄丸、明目地黄丸、石斛夜光丸等方中都有菊花。

第三,本品平肝息风,用于肝风头痛,肝阳上亢头痛、眩晕等症。常配合石决明、白芍、钩藤等使用,如凉肝息风的羚羊钩藤汤。

野菊花清热解毒

野菊花性味苦辛,微寒,归肺、心、肝经,功能清热解毒,主要用于痈肿、咽喉肿痛、风火赤眼。如清热解毒、消散疔疮的五味消毒饮。

总之，野菊花与菊花为同科植物，均有清热解毒之功，但野菊花苦寒之性尤胜，长于解毒消痈，疮痈疔毒肿痛多用之；而菊花辛散之力较强，长于清热疏风，但以头目风热多用之。

由于产地和加工方法不同，分为亳菊、滁菊、杭菊等，但以亳菊、滁菊品质最优。由于花的颜色不用，又分黄菊花和白菊花。

桑叶与菊花同属清热发散药，皆能疏散风热、平抑肝阳、清肝明目，均可用治风热感冒或温病初起，风热上攻或肝火上炎。但桑叶疏散风热之力较强，又能清肺润燥，凉血止血；菊花平肝，清肝明目之力较强，又能清热解毒。

区 别 用 药

菊花散风热，清头目，偏于清肝热、祛肝风，并能有养肝明目的作用。

薄荷散风热，清头目，偏于发散，辛凉发汗作用大于菊花。

桑叶疏散风热之力较强，又能清肺润燥，凉血止血。

菊花平肝清肝明目之力较强，又能清热解毒。

沉香与檀香都是乔木的木部或根部,同属于理气药,二者在临床应用上各有所长。

> 沉香为降气药,兼能温肾平喘;降气,降中有升,偏于降气。
> 檀香为理气升发之品,主要用于调肺脾、利胸膈、理气升中有降偏于宣散气郁。

沉香降气,降中有升

沉香味辛苦,性微温,归脾、胃、肾经,有降逆调中、行气止痛、温肾纳气三大功用。

第一,沉香辛香温通,能祛除胸腹阴寒,具有良好的行气止痛作用。多用于寒凝气滞、胸腹胀满作痛之症。如行气降逆、宽胸散结的四磨汤,即与乌药、木香、槟榔配伍。在五磨饮子中则与木香、槟榔、枳实、乌药配伍,可治疗大怒暴厥或七情郁结的心脾胀痛,走窜攻痛。

第二,本品有温降调中之效。如可配丁香、白豆蔻、柿蒂等成丁香柿蒂汤以温中益气、降逆止呕。如温补肝肾、行气止痛的暖肝煎,治疗胃寒呕吐、呃逆的旋覆代赭汤中都可加入沉香。

第三,本品有温肾纳气平喘之功,用于下元虚冷、肾不纳气之虚喘。多与附子、肉桂、补骨脂配伍,用于痰饮咳喘,上盛下虚。常与苏子、前胡、厚朴、陈皮、半夏等配伍使用,即降气平喘、祛痰止咳的苏子降气汤。

檀香理气,升中存降

檀香味辛性温,为理气开郁之品,主要功能为调脾肺、利胸膈。

本品芳香辛行,温散寒邪,能引脾肾之气上升而增进饮食,能升发胸肺之气而宽畅胸膈。如治疗血瘀气滞之心肾诸痛的丹参饮,配伍豆蔻、砂仁、丁香等治疗寒凝气滞、胸腹冷痛的沉香磨脾散。

总之,沉香与檀香均属于理气药。沉香善于行气止痛,温中止呕,纳气平喘;檀香善于行气止痛,散寒调中。沉香不容易耗气,虽降气,但降中有升。而檀香偏于散气郁,虽理气,但升中有降。《本草通玄》言:"沉香温而不燥,行而不泄,扶脾而运行不倦,达肾而导火归元,有降气之功,无破气之害,洵为良品。"檀香调脾肺,利胸膈为理气要药。

区别用药

旋覆花降肺脾痰气。

沉香降脾肾逆气。

紫檀香味咸寒,偏入血分,外用敷金疮,能消肿定痛。

白檀香平温,理气开郁,偏入气分,能治心腹诸痛。

沉香作为行气药长于止脾胃之痛。

乌药作为行气药止痛部位广泛,重点在脾胃和肝,适用于寒凝气滞。

10 砂仁与蔻仁

砂仁与蔻仁（白豆蔻）均属芳香化湿药。砂仁产于我国广东阳春、信宜等地的为阳春砂；产于越南、泰国等地的称为缩砂。蔻仁又称白豆蔻（一般处方只写蔻仁，应给紫蔻仁）。

> 砂仁行气调中，暖胃燥湿作用胜于蔻仁。
>
> 砂仁壳功效与砂仁相似，而温性略减，药力薄弱，适用于脾胃气滞脘腹胀痛、呕恶食少等症。
>
> 蔻仁行气调中，和胃止呕的作用胜于砂仁。
>
> 紫蔻仁功效介于砂仁与白蔻仁之间，主用于芳香行气，温中调胃，芳香温燥之性比砂仁小，但比白豆蔻稍强。
>
> 豆蔻壳性味功效与豆蔻相似，但温性不强，力亦较弱，适用于湿阻气滞所致的脘腹痞闷、食欲不振呕吐等。

砂仁行气调中，暖胃燥湿

砂仁味辛，性温，归脾、胃、肾经，主要有化湿行气、温中止泻、安胎三大作用：

第一，砂仁辛散温透，善于化湿行气，为醒脾和胃之良药，主要用于湿阻中焦及脾胃气滞之证。凡脾胃湿阻及气滞所致的脘腹胀痛，不思饮食，呕吐泄泻等均可应用。如湿阻者，可在平胃散中与白豆蔻同用；气滞食积者，可选用健脾行气的香砂枳术丸；脾虚气滞者，可选用健脾和胃、理气止痛的香砂六君子丸或健脾开胃消食止泻健脾丸等。

第二，砂仁能行气和中，止呕安胎，用于妊娠中虚气滞而致的呕吐、胎动不安者，可与白术、苏梗等配伍。

第三，重用熟地等质地滋腻补药时，配用一些砂仁，可免除滋补药妨害消化，降低食欲的不良反应。前人有砂仁伴熟地的用法，既可免除滋腻害胃之弊，又可引熟地归肾，可谓一举两得。

白豆蔻行气调中，和胃止呕

白豆蔻味辛，性温，归肺、脾、胃经，是常用的行气化湿、健胃止呕约。本品既宣散肺中滞气，温行胃中寒气，燥化脾经湿气。

第一，本品辛温芳香，有行气温燥化湿的特长，用于湿阻中焦及脾胃气滞证。如不思饮食，可在平胃散中使用。治疗湿温初起，在宣畅气机清利湿热的三仁汤、清热利湿的黄芩滑石汤、利湿化浊清热解毒的甘露消毒丹、清热利湿的藿朴夏苓汤中都有白豆蔻，可收到辛开、苦降、淡渗的功效，是治疗湿热最常用的方药。

第二，本品可行气，温中止呕，用于胃寒呕吐。如本品可配合藿香、半夏，与砂仁、甘草共研为末，治疗小儿胃寒吐乳。

白豆蔻配陈皮、生麦芽、糯稻芽等可用于治疗食欲不振；白豆蔻配良姜、香附、干姜、吴茱萸等可用于治疗胃寒疼痛。

总之，白豆蔻和砂仁同为化湿药，具有化湿行气，温中止呕，止泻之功，常相须为用，用治湿阻中焦及脾胃气滞证。但白豆蔻化湿行气之力偏于上焦，而砂仁偏于下焦。故白豆蔻在临床上可用于湿温痞闷，温中偏在胃而善止呕；砂仁化湿行气力略胜，温中重在脾而善止泻。

区 别 用 药

肉桂入肾,引火归原。

砂仁入肾,引气归原。

11 莪术与三棱

莪术与三棱同属于活血化瘀药,均能治疗气滞血瘀所致的癥瘕积聚,但在临床
运用上有所区别:

> 莪术辛温,破气中之血,破气力量大于破血。行气破血散瘀消
> 积的功力胜于三棱,为气中血药。
>
> 三棱苦平,破血中之气,破血力量大于破气,消除痞块坚积的
> 功力优于莪术,为血中气药。

莪术行气破血散瘀

莪术辛苦,微温,归肝、脾经,为常用的行气破血消积药,兼能助消化。其主要
功用有两点:

第一,本品辛散苦泄,性温,温通行滞,既能破血行瘀,又能行气止痛,常用于气
滞血瘀所致的经闭腹痛及癥瘕积聚等。有的书中介绍可消除疝痞癥癖。

> 疝偏在脐旁。脐下处呈条状,强急或如小儿臂者叫疝。
>
> 痞为腹中气血凝滞,积之日久结聚成块,偏在脘腹正中(或略偏右)者。
>
> 癥偏在下腹,时有时无叫瘕。
>
> 癖偏在两胁隐蔽之处。

第二,本品行气止痛,消食化积,用于食积不化之脘腹胀痛,如莪术丸。

以上都可以用本品配合桃仁、红花、三棱、赤芍、槟榔、炙山甲等同用。

三棱消痞块坚积

三棱味苦性平,主要功能是散血行气、软坚消积。

凡因血瘀气滞而引致的腹中硬块、食积、瘀滞以及妇女经闭等,皆可用本品活血化瘀、行气消积、通经散结。

总之,三棱和莪术的功效均为破血逐瘀,行气止痛。二者常相须为用,既可用于癥瘕积聚,又可用于妇科病引起的月经不调,还可用于饮食积滞所引起的脘腹胀满。一般认为三棱的破血作用强于莪术,更适用于瘀血证;而莪术行气作用优于三棱。两药配伍使用,活血行气互补,故而相须为用。

三棱、莪术药效较猛,对于瘀血证或气滞证比较重时疗效可靠,安全性很高。不易伤气血,亦适当可配伍补气药。三棱、莪术常用以消积除癥,但须用于实证。对中气不运而成积块者,应健运中焦佐以消痞积块之品,使积渐消,切不可不顾正气而一味攻伐。

区 别 用 药

香附行气活血,通行十二经,以行气为主,力缓。

莪术行气破血,主入肝经,以散肝经气滞血结为主,力缓。

12 白花蛇与乌梢蛇

白花蛇又称蕲蛇,即五步蛇;目前药用另有一种金钱白花蛇,即眼镜蛇的幼蛇,盘成回形如钱大。它与乌梢蛇同属祛风湿药,但在临床应用上有所区别。

> 白花蛇祛风,活络,定惊。
>
> 金钱白花蛇功用同上,但用量宜轻,大多研末,亦可浸酒。
>
> 乌梢蛇功用同白花蛇,但偏用于皮肤不仁、大风、疥癣等。

白花蛇(蕲蛇)疏风通络强

白花蛇味甘咸,性温有毒,归肝经,主要作用是搜风活络,治一切风。前人有"能内走脏腑,外彻皮肤,透骨搜风,截惊定搐"的经验记载。临证常用于以下四种病症。

第一,用于中风,口面㖞斜,半身不遂。即成人中风风痰瘀血阻塞经络,血脉不畅而致口眼㖞斜、半身不遂等症。可配合桑枝、防风、胆南星、天竺黄、竹沥、白蒺藜、当归、红花、桃仁等使用。

第二,用于小儿风热,急、慢惊风,抽搐,惊痫。小儿脏腑稚嫩,风热炽盛,突然惊吓最易引起抽搐、惊风及小儿下肢瘫痪等症。如小儿镇惊丸、定命散。

第三,用于比较重的筋骨疼痛,肢体麻木。如在治疗因风、寒、湿三邪痹阻经络而致关节疼痛、肢体麻木不仁者,独活寄生汤、三痹汤、蠲痹汤中都可以加入使用。

第四，用于遍身疥癣、白癜风、体癣、癣疮。本品搜风能够内走脏腑，外彻皮肤，治一切皮肤风症。用本品配合白鲜皮、苦参、连翘、海桐皮、红花、蝉蜕、皂荚等同用。如在全虫方和消风散、乌蛇止痒丸中均可加入使用。

在临床上，吾治疗各种因血虚风郁而致的头痛症中加入金钱白花蛇，止痛效果明显。如在救脑汤中可以使用。

吾在临床中治疗面部黄褐斑时有时会在活血化瘀药中加入一些蛇蜕以祛面斑。

> 乌蛇性味甘平无毒，归肝经，功效与白花蛇相近而药力较弱。
> 蛇蜕性味甘咸平，功能祛风、定惊、止痒、明目退翳，用于小儿惊风，皮肤瘙痒，目翳等。

乌梢蛇祛风通络弱

乌梢蛇甘、平，归肝经，具有祛风通络止痉之效。

第一，本品性走窜，能搜风邪、透关节、通经络，常用于风湿痹证及半身不遂，尤宜于风湿顽痹，日久不愈者。常与全蝎、天南星、防风等合用治风痹、手足缓弱、麻木拘挛不能伸举，如乌蛇丸。

第二，本品能入肝祛风以定惊搐，治小儿急、慢惊风。和蕲蛇、蜈蚣配伍治破伤风。

第三，本品善祛风而能止痒，如乌蛇丸。

总之，蕲蛇、金钱白花蛇、乌梢蛇性皆走窜，内走脏腑，外彻皮肤，均能祛风、通络、止痉。凡内外风毒壅滞之证皆宜，尤以善治病久邪深者为其特点。其作用以金钱白花蛇最强，蕲蛇次之，乌梢蛇最弱；且金钱白花蛇与蕲蛇均有温性偏温燥，而乌梢蛇性平无毒，力较缓。

独活与羌活同能祛风湿,但羌活归属于辛温解表药,独活归属于祛风湿药,二者临床运用上有所区别。

> 羌活祛风湿,但药力雄厚,比较峻,偏入太阳经,善治风湿相搏的后头痛、肢痛、一身疼痛,偏于治游风。
>
> 独活祛风湿,但药力缓和,偏入少阴肾经,善治少阴经伏风,多用于腰、膝、足胫的筋骨痹风,偏于治伏风。

羌活祛风湿力峻

羌活辛苦,微温,归肾、膀胱经,为辛温解表药。羌活的作用有三点,即辛温解表、祛风胜湿、升太阳经和督脉的阳气。

第一,羌活常用于治疗风寒感冒表证的恶寒发热、头痛、身痛,具有较强的发散风寒和止痛效果,如治疗外感风寒湿邪的九味羌活汤。

第二,羌活也用于风寒湿邪所致的肢节疼痛,肩背疼痛,尤以上半身疼痛更多使用。如治疗风寒湿邪痹阻的蠲痹汤、治疗风湿在表之痹证的羌活胜湿汤、在治疗瘀血痹阻经络证的身痛逐瘀汤中也用羌活。

第三,羌活有升太阳经、督脉的阳气作用,对颈项疼痛、脊背强痛、脊柱关节疼痛等有良好作用。如我在骨刺方中常加入此药。

独活祛风湿力缓

独活辛苦,微温,归肾、膀胱经,其作用有三:祛风湿、止痛、解表。

第一,独活也可治疗风寒感冒所引起的头痛、发热,但在临床上多用于祛风湿。

第二,独活辛散苦燥,善祛风湿止痛,治疗痹证,尤以下部之痹证最相宜。如治疗痹证日久肝肾气血虚的独活寄生汤、治疗风湿在表的羌活胜湿汤、痹证日久耗伤气血的三痹汤。

第三,治少阴头痛。本品善入肾经而搜伏风,与细辛、川芎相比,可治风扰肾经伏而不出之少阴头痛,如独活细辛汤。

总之,羌活与独活虽归属不一样,但均能祛风湿、止痛、解表,以治风寒湿痹、风寒挟湿表证、头痛。但羌活较燥烈,发散力强,常用于风寒湿痹,痛在上半身者,治头痛因于风寒者;独活性较缓和,发散力较羌活为弱,多用于风寒湿痹在下半身者,治头痛在少阴者。若风寒湿痹,一身疼痛,两者常相须为用。

另外,羌活在发散风寒药中,前人说它比较雄烈作用较强,效果突出,且不良反应小,比麻黄好。

区 别 用 药

羌活用于上半身疼痛明显者。

独活用于下半身疼痛明显者。

威灵仙祛风湿,能达十二经,兼能祛痰水积聚,性极快利。

独活祛风湿,主搜肾经伏风、寒湿,兼治奔豚。

细辛偏入二经血分,善治风寒、风湿,兼通九窍。

独活善治伏风、寒湿,兼治齿痛。

海风藤与青风藤同属祛风湿药,二者在临床应用有所区别:

> 海风藤祛风通经络,偏用于风寒所致的关节、肌肉疼痛。
>
> 青风藤祛风兼能行痰,偏用于风湿流注、历节、鹤膝风。

海风藤祛风通经络

海风藤味辛苦,性微温,归肝经,主要作用是祛风湿,通经络,常用于风寒湿所致的关节、肌肉疼痛,屈伸不利,四肢拘挛或麻木不仁,阴天下雨则疼痛加重。如祛风湿、止痹痛、补气血的独活寄生汤,祛风胜湿、益气和营的蠲痹汤中都可使用。本品能通络止痛,亦治跌打损伤,瘀肿疼痛。

我在临床上使用四藤一仙汤治疗痹证(坐骨神经痛)时就加入海风藤。

青风藤祛风能行痰

青风藤苦辛平,归肝、脾经,主要作用是祛风湿、通经络、利小便。本品辛散苦燥,有较强的祛风湿、通经络作用,主要治疗风湿痹痛,关节肿胀或风湿麻木。治疗肩背痛可配姜黄、羌活,治疗下肢痛可配独活、牛膝,如四藤一仙汤可治疗坐骨神经痛。

另外,本品通经络利小便。可配白术用于治疗水肿,可配伍木瓜、吴茱萸等治疗脚气湿肿。

总之,海风藤、青风藤同属祛风湿药,均能祛风湿通经络。但海风藤善于祛风湿止痛,偏于风寒湿所致的关节、肌肉痛。青风藤偏于风湿流注、历节、鹤膝痛。

区 别 用 药

海风藤治风湿痹痛,偏用于风寒湿较重,无热象者。

络石藤治风湿痹痛,偏用于兼有热象者。

五加皮与海桐皮同属于祛风湿药,临床应用上应加以区别:

> 五加皮(南)偏于壮腰舒筋而用于腰脚无力,筋脉拘挛疼痛。
>
> 五加皮(北)消水肿之力较好,偏于腿脚浮肿。
>
> 海桐皮偏于祛风湿、通经络而用于风湿性疼痛,止痛效果好,并可外用治疥癣。

五加皮壮腰舒筋

五加皮,味辛苦,微温,归肝、肾经,功能祛风湿、壮筋骨、消水肿,最常用于腰腿筋骨疼痛,两脚软弱无力等。其功用有三点:

第一,本品既能祛风湿,又能益肝肾,壮筋骨,强腰膝,用于风湿痹痛、腰膝软弱。如骨刺方中可配本品使用;五加皮散可治筋骨疲软,小儿行迟,体虚乏力。

第二,本品可用于因风湿邪气引起的阴部湿痒,全身水肿,常配合黄柏、菖蒲、蛇床子、苦参、防风、荆芥使用。

第三,本品常用于因肾虚而致的腰痛、全身浮肿,可配合利水消肿、理气健脾的五皮散使用。

海桐皮祛风通络

海桐皮味苦,性平,归肝经,有祛风湿而治腰腿疼痛,四肢肌肉风湿痹痛的作用。如在治疗痹证日久独活寄生汤中可加入本品。对于较顽固的容易复发的皮肤瘙痒、痒疹、荨麻疹亦可使用。

我在治疗痹证时所用的筋骨皮汤就是用海桐皮配伸筋草、透骨草以及松节使用。

总之,五加皮与海桐皮虽为祛风湿药,但五加皮为祛风湿强筋骨药,具温补肝肾、强筋骨之功,且北加皮有利水消肿之效;海桐皮偏于祛风湿、通经络,用于风湿性疼痛,止痛效果比较明显,并可外用治疥癣。

区 别 用 药

白鲜皮祛风湿,气寒善行,偏于风疹疥癣,诸黄风痹。

五加皮祛风湿,兼益肝肾,偏用于筋软骨弱。

木瓜舒筋痛,偏用于筋急筋软。

五加皮壮筋骨,偏用于筋软骨弱无力,对筋急不如木瓜。

16 南红花与西红花

红花有南红花(又称草红花)与西红花(又称藏红花)之分,二者功用近似但作用仍有差别。

> 南红花祛瘀活血作用较强,而养血作用较差。
> 西红花性质较润,养血作用大于祛瘀作用,价较贵。

西红花养血作用大

西红花也称番红花,原产于西班牙、法国、荷兰、印度、伊朗等国,所以称西红花。后在我国西藏种植,所以又称藏红花。以柱头暗红花,黄色花柱少,无杂质者为佳。水浸者,柱头不膨胀成喇叭状为正品。如成片状或其他形状者为伪品。本品多不入汤剂,常用 1~2g 放入酒杯中再放黄酒半杯多,隔杯用开水炖化,兑入汤药内服用。

西红花性味甘,微寒,归心、肝经,功效与红花相似,临床应用也基本相同,但力量较强,又兼有凉血解毒功效,尤宜于斑疹火热,疹色不红,温病入营血之证。

南红花祛瘀活血作用强

南红花是常用的活血化瘀药,味辛甘苦,性温,归心、肝二经,功能活瘀血,生新血,少用有活血养血作用,多用有破血行瘀的作用。

第一，本品秉辛温通达之性，能活血祛瘀，兼调经脉，多用于妇女痛经、血滞经闭，或月经量少，行经有血块或月经后期等。如养血活血的桃红四物汤、活血化瘀行气止痛的血府逐瘀汤。在治疗寒瘀阻滞时，活血化瘀温经止痛的少腹逐瘀汤、养血温经止痛的生化汤、温经散寒养血祛瘀的温经汤中都可以加入红花。遇有胎死腹中，本品可配当归、川芎、牛膝、肉桂、车前子、大黄、桂枝、桃仁等同用。

第二，在内科疾病中，凡因瘀血阻滞而产生的胃脘痛、腹痛、腹中积块等常应用。如治疗胃痛的良附丸、治疗腹痛的少腹逐瘀汤、治疗腹中积块的桃核承气汤可加入红花。在治中风后遗症半身不遂的补阳还五汤、治疗气血痹阻身痛的身痛逐瘀汤均有红花。

第三，本品善能活血通络、祛瘀止痛，善治瘀阻心腹胁痛。治疗胸痹心痛常与桂枝、瓜蒌、丹参相配。治疗瘀滞腹痛常配桃仁、川芎、牛膝，如血府逐瘀汤。治疗胁肋刺痛可与桃仁、柴胡、大黄同用，如复元活血汤。

第四，本品还用于外科疾病中的跌打损伤。如活血祛瘀、疏肝通络的复元活血汤，散瘀消肿、定痛止血的七厘散等。治疗肺痈、肠痈的苇茎汤、大黄牡丹皮汤中都可加入南红花有助于泄热消痈。

第五，本品能活血通脉以化滞消斑。我治疗黄褐斑在活血化瘀消斑汤中多加入南红花。

总之，南红花与西红花虽都属活血调经药、具有活血通络作用，但南红花辛温，西红花甘微寒，归经一样（心、肝经）。西红花力量较强，又兼有凉血解毒之功，尤善于治疗斑疹火热，疹色不红活等温病入营血之证。切记本品不可煎服，只能隔杯开水炖化。

区 别 用 药

桃仁治瘀血,偏于局部有形或在下腹部者。

红花治瘀血,偏于散在全身无定处者。

17 乳香与没药

乳香与没药都是橄榄科不同植物茎干皮部渗出的树脂,同属于活血祛瘀药,皆能活血止痛,但在临床上应用有所不同。

> 乳香行气活血,兼能伸筋,通经舒络而止痛,偏于气。
> 没药散瘀而活血,消肿定痛,偏于血。

二药合用,相得益彰。

乳香行气活血、通络止痛

乳香味辛苦,性微温,归心、肝、脾经,主要功用有两个:

第一,行气血。本品气香,能香窜调气,味辛能散瘀活血,性温能通经络,凡因气滞血瘀、凝涩不通而致的心腹痛、跌打肿痛、痈肿疼痛,都可使用乳香。心腹痛可配元胡、五灵脂、萆薢、没药,即手拈散。跌打损伤、伤处青紫肿痛可配归尾、红花、川芎、牛膝、续断、骨碎补、没药等,如散瘀消肿、定痛止血的七厘散。痈疽疮毒,红肿高大疼痛可配银花、连翘、赤芍、红花、天花粉、皂荚刺、炙山甲、防风等,如醒消丸、仙方活命饮、犀黄丸等。

第二,伸筋舒络。本品能温通经脉,伸筋舒络,对于风湿痹证或中风偏枯等,由于气血不通畅而致的肢体筋脉拘挛，难以屈伸等，可配合羌活、独活、防风、川芎、当归、没药、红花等，如益气和营、祛风胜湿的蠲痹汤。

没药散瘀活血消肿定痛

没药味苦辛，性平，归心、肝、脾经，有散瘀血、通结滞、消肿生肌定痛的作用。其功用有四点：

第一，痈疡肿毒。痈疡初起，红肿热痛可用本品消瘀散结、消肿定痛，常配合银花、连翘、赤芍、红花、皂荚刺等，如治疗阳证痈疡、肿毒出起的仙方活命饮。

第二，跌打损伤，瘀血青紫，筋骨肌肉肿痛。可配当归、川芎、牛膝、红花、续断、骨碎补，如治疗跌打损伤、筋断骨折之瘀血肿痛七厘散。

第三，通结滞。经闭癥瘕、产后腰痛、血凝气滞、月经久闭不潮，腹中凝血、日渐增大形似怀孕，按之有块或剧烈疼痛而拒按等症，可配合当归、桃仁、红花、三棱、莪术、乳香等，如治疗五劳虚极、干血内停证的大黄䗪虫丸。妇女产后瘀血不尽下腹疼痛，可在治疗血虚寒凝、瘀血阻滞证的生化汤中加没药。

第四，风湿痹痛。本品能入十二经，通滞血、散结气、消肿定痛，如配合补血化瘀的桃红四物治疗瘀血痹阻经络证的身痛逐瘀汤。

吾在临床中治疗带状疱疹后遗症时使用滋阴疏肝的一贯煎加入五灵脂、乳香、郁金等多有效果。

总之，乳香与没药为活血化瘀止痛药，均能活血止痛、消肿生肌，但乳香偏于活血行气止痛，没药偏于活血止痛。

乳香、没药于疮疡破溃后不宜使用。

乳香、没药用醋制后可加强疗效。

18 怀牛膝与川牛膝

牛膝是一种苋科植物的根,茎膨像牛的膝关节,故名为牛膝。名称因产地不同而有别,如怀牛膝、川牛膝。川牛膝根较粗,较长,色偏黑,呈黑褐色;怀牛膝的根较短,较细,较白。临床对这二种牛膝的功用认识有所不同。

> 川牛膝活血通络,补肝肾,强筋骨,利尿通淋,引火(血)下行长于活血通络。偏于散瘀血并能祛风治痹。
>
> 怀牛膝活血通络,补肝肾,强筋骨,利尿通淋,引火(血)下行长于补肝肾强筋骨。偏于补肝肾。

牛膝味苦甘酸平,归肝、肾经,功能活血通络、补肝肾强筋骨、利尿通淋、引火(血)下行。

第一,活血通络。本品活血祛瘀力较强,性善下行,长于活血通络,其活血祛瘀作用有疏利降泄之特点,多用于妇科经产诸疾以及跌打损伤。如治瘀阻经闭的痛经、月经不调的血府逐瘀汤,治胞衣不下牛膝汤(《备急千金要方》),治跌打损伤腰膝瘀痛的舒筋活血汤(续断、当归、乳香、没药),其方中都使用牛膝。

第二,补肝肾、强筋骨。牛膝既能活血祛瘀又能补益肝肾、强筋健骨,兼能祛除风湿,可治疗肝肾亏虚之腰痛、腰酸痿软,与杜仲、续断、补骨脂等同用,如续断丸(《扶寿精方》)。治疗风湿痹的独活寄生汤亦用牛膝。

第三,利水通淋。本品性善下行,既能利水通淋,又能活血祛瘀。如治热淋的牛膝汤、治水肿的加味肾气丸都用川牛膝。

第四，引火、引血下行。本品味苦善泄降，导热下泄，引血下行，以降上炎之火。如治肝阳上亢的天麻钩藤饮、镇肝熄风汤都重用牛膝，但天麻钩藤饮中用的是川牛膝，镇肝熄风汤中用的是怀牛膝。治疗胃火上炎之齿龈肿痛、治疗气火上逆迫血妄行之吐衄，都可以用怀牛膝、白茅根、栀子引血下行、降火止血。

总之，川牛膝与怀牛膝在功用上基本相同，主要作用均以活血通络为主，补肝肾，强筋骨，利水通淋，引火（血）下行功用类似。只不过川牛膝长于活血通络，怀牛膝长于补肝肾强筋骨。但在《本草备要》中记载二者是没有区别的。我在临床上治疗腰痛（骨关节病）多在白芍木瓜汤中加入怀牛膝。

对于牛膝的认识，要注意它的引火下行与引血下行，从利水通淋作用讲似乎存在有引水下行之意，如治疗泌尿结石常配川牛膝。从治疗肝阳上亢看，牛膝不是平肝药，但能够治疗肝阳上亢；不是止血药，可用于治疗出血症；不是清热药，可以治疗实热证。这三个特殊的主治，是学习中最主要的内容。

第四章
临床组方用药杂谈

中药饮片中有部分中药品种,在临床应用广泛,在不同的方剂中发挥其特殊功用。现选择八类药加以论述。

第一节 谈谈人参

人参是一种名贵中药材。"人"乃形也,"参"乃精也,为诸药之上品,属五加科多年生草本植物人参的根。由于产地、培育方式、炮制方法的不同,名称繁多,功能各异。

一、名 称

（一）正名来源

其根形似人具有较强的滋补作用,故名人参。人参最早产于山西,古书称之为上党人参。明代以前由于宫廷需要,又由于山西五台山一带森林被大量砍伐,故明代以后,山人无参可采,此后便种党参,所以,产于山西五台上党地区的党参称为台党参。

（二）命名

1. 以生长或栽培方式命名

野山参:自然生长在深山森林中,生长时间较长,一般都有数十年,上百年的少见。亦称老山参或纯山参,其功效最佳。

移山参:移山参是指把山中的人参幼苗移植在田园或把人参幼苗由田园移栽在山林中,称为移山参。

池底参:老山地、休闲地或田园旧栽培地采挖后遗留下来的人参,自然生长若干年后采收的人参,称为池底参。

园参:把人参种子撒播在参畦内,待若干年后采挖的人参。其功能较弱。但药源多,价格低廉。

2. 以产地命名

以产地命名的人参很多，如上党人参、吉林人参、长白山人参、新开河人参、高丽人参等。最主要的有两种：

吉林人参：以吉林抚松县产量最大，质量最好。据载，抚松县有1 500余年野山参采挖和450余年人参栽培历史。

朝鲜人参：又称高丽参，别直参，产于朝鲜北方幽谷中。

3. 以加工方法命名

生晒参：一般以栽培六七年的园参在秋季茎叶将要枯萎时采挖，去芦头，洗净，晒干即为生晒参。

红参：生参蒸熟晒干或烘干后称为红参。

白糖参：亦称糖参，即生参经沸水浸烫，后再浸糖汁中，取出晒干称白参。

4. 以应用部位命名

参条：即人参去掉须根留下的主根。

边条参：大一点的分支称为边条参，也称为直须子根、红直须、白直须、直须、弯须。

参须：即人参之细根。

参芦：即人参上部根茎环节。

参叶：即人参生长时的鲜叶。

参花：即人参开出的花。

5. 处方名称

正名：人参、红参、红人参、山参、野山参、移山参、园参、生晒参、白参、白人参、糖参、参须。

二、类药使用鉴别

1. 西洋参

西洋参为五加科植物西洋参的根,主产于美国、加拿大及法国,中国亦有栽培。上品称花旗参,带皮者为原皮西洋参,无皮者称光西洋参,或粉光参。

性味归经:味苦微甘,寒。归心、肺、肾经。

功效:补气养阴,清火生津。

药理作用:抗衰老、抗疲劳、镇静、抗利尿。

应用:①阴虚火旺,喘咳痰血。②热病气阴两伤,烦倦口渴。③津液不足,口干舌燥。

用量:一般为 3~6g。

2. 党参

党参为桔梗科多年生草本植物党参及同属多种植物的根。

性味归经:味甘性平,归脾、肺经。

功效:补中益气,生津养血。

药理作用:兴奋中枢神经,抗疲劳、抗低血压,增加红细胞和升高血糖及镇咳祛痰作用。

应用:①用于中气不足,为常用的补中益气药,只补肺脾之气,对心肾之气不明显。②用于肺气亏虚。③用于热病伤津、气短口渴,益气生津作用比人参弱。④用于血虚萎黄,头晕心慌。有补血作用,而人参没有此作用。

用量：一般用量为10~30g。

3. 太子参

太子参为石竹科多年生草本植物无叶假繁缕的块根,主产于江苏、安徽等地区。亦称童参或孩儿参。

性味归经：味甘、微苦,性平,归脾、肺经。

功效：补气生津,益气健脾。

药理作用：抗疲劳、增强机体抵抗力。

应用：①脾虚食少,气血不足,病后虚弱,倦怠无力,心悸自汗。②肺虚咳嗽,津亏口渴等。③有近似人参的益气生津、补益肺脾的作用,但药力较弱,是补气药中的清补之品。④类似西洋参,气阴双补,可补心脾,但补肾作用不明显。

用量：一般为10~30g。

三、区别用药

> 红参补气之中带有刚健温燥之性,能振奋阳气,适用于急救回阳。
> 生晒参性较平和,不温不燥,既可补气又能养津,适用于扶正祛邪。
> 白参性最平和,但效力也相对较小,适用于健脾益肺。
> 高丽参也有红白、生晒之分,效力与用法同上。
> 野山参大补元气,无温燥之性,补气之中兼有滋养阴津,货少价高。
> 西洋参性味苦,微甘寒,气阴双补,效用缓和。
> 党参只补肺脾之气,性味甘平,益气生津作用弱。
> 太子参益气健脾,但补力小,适用于气血不足,病后虚弱,津乏口干等症。

黄芪补气,既能升补脾气,又能益肺固表,兼能利水无生津之效。

党参补气,只能健脾补气,无固表之力,益气生津,无利水作用。

白术补气,主要补脾气,并能健脾燥湿。

党参补气,肺脾俱补,但燥湿之力不如白术。

黄精补气兼能调心肺,填精髓,助筋骨,但其性质平和,效缓久服才能见效。

党参补气,其效迅速。

第二节 石斛有数种,作用有不同

石斛味甘淡,性凉,归胃、肾经,有滋阴养胃、清热生津、益肾强筋骨作用。临床应用名称较多,作用稍有差异。

金钗石斛茎外皮黄褐色,作用较差;偏于养胃阴,补肾精。

霍山石斛用于老人、虚人、阴液不足者。

鲜石斛清热生津,解渴之力较佳,多用于温热病。

川石斛即干石斛,作用较差。

铁皮石斛为金钗石斛之上品,茎圈外皮铁绿色,作用最好。

耳环石斛以石斛嫩尖加工而成,生津而不寒凉,可以代茶饮。

一、功 效

石斛有三大功效:

第一,本品善养胃阴,生津液,用于热病伤津或胃阴不足,舌干口渴。临床上鲜石斛可配伍鲜生地、麦冬、花粉等养阴生津药。治疗热病烦渴,养阴除烦,可在治疗胃热阴虚证的玉女煎中可加入石斛。

第二,本品能滋胃阴,清虚热,可配生地、麦冬、白薇等。

第三,本品还有明目强腰作用,如治疗肝肾不足、阴虚火旺证的石斛夜光丸。

总之,石斛的种类有上百种,同属的有六七种,很多同属植物却可以作为石斛使用。它最大特点是清中有补、补中有清、清胃中虚热、清肾中浮火。

石斛主要归胃经和肾经,作用在胃,主要是养胃阴、清胃热,生津止渴。其养胃清热生津的作用比较强,但比较滋腻,在诸多补阴药之中比较容易敛邪。如果邪气盛不可使用,只有在邪气不盛的情况下恰当使用一些比较好。在有表邪的情况下,一般都使用玉竹而不用石斛。石斛用于肾经,主要是补肝肾之阴以退虚热而治阴虚火旺证。

二、区别用药

玉竹养阴,甘平滋润,养肺胃之阴而除燥热,补而不腻。

石斛养阴,清肾中浮火而摄元气,除胃中虚热而致烦渴,清中有补,补中有清。

石斛滋肾阴,兼能养胃生津。

天冬滋肾阴,兼能清肺润燥。

第三节 三七止血活血的双向作用

三七是化瘀止血的代表药物，与人参、西洋参是近缘植物，同科同属不同种，可以看作是一个家族里面的三兄弟。因为它们地上长的茎叶和开的花，非常相像，很容易混淆，地下根茎的味也比较相似，有一种苦甜的味道。根的形状有区别，化学成分也大同小异。

一、名称来源

三七属十五加科人参属的植物，所以称参三七。所以有人认为川三七大多有三个枝，每枝有七个叶。也有人说这个植物三分喜阳，七分喜阴。李时珍认为三七是山漆衍化而来的，因生肌的效果好像漆一样把伤口黏住了，有"如漆黏物"之妙。

二、命名

1. 以产地而命名

田三七产于广西田州地区，也称广三七。

云三七产于云南地区，也称滇三七。

2. 以采摘时间命名

春三七采于开花之前的春三七，个头较小。

冬三七采于开花结籽后的叫冬三七，个头较大。

3. 临床名称

参三七功擅化瘀止血，活血定痛。

菊叶三七功擅散瘀止血，解毒消肿。

景天三七功擅止血散瘀，养血安神。

4. 处方名称　三七、参三七、田三七、旱三七、云三七。

三、性味功效

性味：甘微苦，性温。

归经：肝、肾经。

功效：化瘀止血，活血定痛。据现代药理研究显示，本药能止血消炎止痛，增加冠脉血流量。其功效有三点：

第一，三七味甘微苦温，归肝、肾经，具有化瘀止血、活血定痛的双向作用。其入肝经血分，功善止血，又能化瘀生新，有止血不留瘀，化瘀不伤正的特点，对人体内外各种出血无论有无瘀滞均可应用，尤以有瘀滞者为宜。单味内服、外用均有良效。适用于各自出血证。《濒湖集简方》言治吐血，衄血：三七一钱，自嚼，米汤送下。若治咯血、吐血、衄血及二便下血常与花蕊石、血余炭合用，如《医学衷中参西录》中的化血丹。

第二，本品活血化瘀而消肿定痛，为治瘀血诸症之佳品，为伤科之要药。凡跌打损伤或筋骨折伤，瘀血肿痛者，本品皆为首选药物。一般药方多用黄酒或白开水送服，若皮破者，亦可外敷。若配伍活血行气药同用，则活血定痛之效更著。因此，对痈疽肿痛，无明痈肿、疼痛不已均可使用。对于跌打损伤，常配合乳香、没药、骨碎补、续断等同用。

第三,本品作为活血化瘀药,用于各种血瘀气滞证。如紫癜、心肌梗死、溃疡病慢性穿孔等。

总之,三七是一味止血不留瘀的化瘀止血药,对于出血亦有瘀滞者尤为适宜。由于它是五加科人参属的植物,化学成分与人参相似,故有补气血的作用。正如《本草新编》所言:"三七根,止血之神药也,无论上、中、下之血,凡有外越者一味独用亦效,加入补血补气药中则更神。盖止药得补而无沸腾之患,补药得止而有安静之休也。"

近代研究表明,三七作为一个活血化瘀药,除了外科以外,更多的是用在心脑血管病中,可用于脑血管硬化,治疗冠心病,对血液循环障碍的老年性痴呆亦有效果。

四、区别用药

{
白及止血偏用于肺胃出血,如咳血、吐血。
三七止血可用于一切出血。
}

{
乌贼骨止血(外用),其作用敛涩而止血。
三七止血(外用)能黏合伤口,散瘀消肿而止血止痛。
}

第四节 临床谈三黄，清热作用强

黄芩、黄连、黄柏在《中药学》中被称为三黄，是临床上经常在一起使用的相须组合，性能功用相同之处较多，在性能上都是苦寒沉降的，归经有所差异。（表1）

表1 三黄性味归经与功用比较

药名	性味	归经	功用
黄芩	苦寒	肺、胆、脾、胃、大肠、小肠	清热燥湿、泻火解毒、止血、安胎
黄连	苦寒	心、脾、胃、胆、大肠	清热燥湿、泻火解毒
黄柏	苦寒	肾、膀胱、大肠	清热燥湿、泻火解毒、除骨蒸

黄芩、黄连、黄柏都能清热燥湿，都可用于多种湿热病症，其不同点：黄芩多用于湿温病；黄连长于治疗湿热痢疾；黄柏主要用于下焦湿热。

黄芩、黄连、黄柏都能清热泻火：黄芩多用于湿热病的气分热证，清少阳热和肺热，尚能凉血止血，清热安胎，可用于血热妄行，胎热不安；黄连长于清心热；黄柏长于泻相火、退虚热。

黄芩、黄连、黄柏都能清热解毒，都可以用于热毒疮痈，但黄连作用最强，黄芩、黄柏稍逊。

临床上，三黄往往合用。如治疗阴虚盗汗的当归六黄汤，三黄都用，因水不济火故用以清心火，以坚阴。治疗三焦火毒的黄连解毒汤，三黄加栀子以泻三焦火毒；治疗肝脏实火的当归龙荟丸中，也用三黄共泻实火。治疗邪热壅滞心下的泻心汤，治疗心下痞的半夏泻心汤、生姜泻心汤、甘草泻心汤，清泻肝胆实火的龙胆泻肝汤，治大头瘟的普济消毒饮等方中都有黄连、黄芩清热泻火。

第五节 防风在方剂中的运用

防风是常见的辛温发汗药,其味辛、甘,性微温,归膀胱、肝、脾经。由于防风质松而润,祛风之力较强,为"风药之润剂",为治风之通用药。能胜湿止痛、止痉,主要用于外感风湿、头痛如裹、身重肢痛等症。

一、临床作用

防风有三个作用,一是祛风解表,二是祛风胜湿止痛,三是祛风解痉。

祛风解表。防风微温,甘缓不峻,作用比较和缓,所以主要治疗风寒感冒。但也可以配伍一些辛凉解表药治疗风热感冒或风湿感冒。如治疗风寒湿感冒的九味羌活汤,防风起到祛风除湿,散寒止痛作用。荆防败毒散中的防风则发汗解表止痛。我们常用的川芎茶调散中的防风取其辛散治上部风邪,治疗外感风邪头痛。消风散是一首疏风祛湿、清热养血而广泛用于治疗皮肤病的方子,方中的防风与荆芥功在疏风散邪。

祛风胜湿止痛。防风有祛经络筋骨中的风湿的作用,可用于治疗风寒湿痹,周身骨节疼痛,脊痛项强,四肢挛急等症。常与独活、当归、薏苡仁、威灵仙、伸筋草、鸡血藤等配合应用。如羌活胜湿汤适用于风湿在表之痹证,方中防风入太阳经祛风胜湿。独活寄生汤治疗痹证,日久致风湿痛,其中防风可祛一身之风而胜湿。

祛风解痉。防风的第三个作用是具有明显的祛风解痉作用,可用于治疗肝风内动、风痰上扰的破伤风,症见咬牙、吊眼、四肢抽搐、角弓反张等。临床上常与全蝎、僵蚕、钩藤等同用。如玉真散(天南星、防风)治疗破伤风以达到祛风止痉作用。

二、特殊作用

除此而外,防风还能入肝经气分,故可用于肝郁伤脾而致的腹痛、腹泻,如痛泻要方中的防风配白术、白芍、陈皮治疗腹痛腹泻。因为防风具有升散之性,与白术、白芍相伍,辛能散肝郁亦能疏肝气,具有燥湿以助止泻之力。

防风还有治疗肠风便血的特殊作用。对于反复发作、日久不愈的大便下血,前人经验认为大肠有风郁,所以加入防风。如地榆槐角丸中防风配地榆炭、炒槐花等同用。

在玉屏风散中也有防风。本方主要作用是益气固表止汗,防风走表而散风邪,固表而不留邪,防风得黄芪祛风而不伤正。

还有一个泻脾胃伏火的泻黄散(藿香、栀子仁、石膏、防风、甘草),方中防风散风热,散而又润,为风中润药,又有火郁发之之意。升阳益胃汤也是一首大家所熟悉的方,具有益气升阳、清热除湿的作用。方中防风由于具有升散作用,故与黄芪、党参等同用完成益气升阳的治疗作用。

总之,防风是一味不可多得的风药之润剂,在诸多方剂中往往配合他药同用,从而达到祛风、解表、胜湿、止痒、升散等作用。

第六节 桔梗在方剂中的应用

桔梗作为一个祛痰药,不是用于广义的痰,而是狭义的痰,所以功效为祛痰。因为它是平性的,而且又有较好的止咳作用,所以用于咳嗽、痰多,不管寒热虚实,也不管是外感或者内伤,都可以配伍应用。因此,桔梗在临床应用较为广泛。在其功用上和方剂配伍上,充分体现出其性质。

一、宣通肺气、疏风解表,以达升降

本品辛散,升宣肺气,祛痰利气,无论寒热皆可应用。如治疗风寒表证的杏苏散中,它与枳壳相配,一升一降,助杏仁、苏梗理肺化痰。

治疗风热表证的桑菊饮中,取其桔梗辛散,升宣肺气,与杏仁相配,一宣一降,以肺脏宣降而能止咳,是宣降肺气的代表用法。在银翘散中桔梗主要是宣肺气而止咳利咽,在加减葳蕤汤中的桔梗也起到宣肺止咳的作用。

败毒散由羌活、独活、柴胡、前胡、人参、甘草、茯苓、桔梗、枳壳、川芎组成,其功用散寒祛湿、益气解表,而桔梗与枳壳一升一降,完成畅通气机、宽胸利膈的作用。

九仙散是一张敛肺止咳,益气养阴的方子。方中也用桔梗宣肺祛痰,与诸药配伍(人参、款冬花、五味子、贝母、罂粟壳),则敛中有宣,降中寓升。

二、祛痰排脓

临床上桔梗对肺失宣畅、气机不利而肺中痰阻的肺痈症有良好作用。因为桔梗性散上行,能利肺气以排壅肺之脓痰,所以治肺痈咳嗽、咽痛、咳痰废食者,可使用《金匮要略》的桔梗汤。此方只有桔梗和甘草两味药，方中桔梗主要用来排脓。当然我们在临床应用时往往加上鱼腥草、生薏苡仁、冬瓜子、浙贝母使用。如早期肺痈还没有化脓时，就要用葶苈大枣泻肺汤了，以加强清肺排脓之力。

三、利咽

咽喉为肺胃的门户，肺有热，桔梗可治咽喉红肿疼痛、口渴、喜冷。临床上我们除了选用桔梗汤外，还可以选用《医学心悟》中的加味甘桔汤。因为桔梗能宣肺祛邪以利咽开音，如外邪犯肺，咽痛失音者均可配甘草、牛蒡子使用。

四、升提

桔梗有引药上浮入肺的作用，故常用本品作为引经药。桔梗又有升提肺气的作用。由于肺主通调水道，如因肺气不宣，气化不利导致全身水肿、尿少者，在五皮散中，可加入桔梗，既提升肺气，又有利尿作用，此即"提壶揭盖"法。在升陷汤中，也用桔梗协助黄芪、柴胡、升麻提升肺气，治疗中气下陷的胃下垂、子宫脱垂等。贝母瓜蒌散中也有桔梗，用以宣肺化痰，且引诸药入肺经。

除此以外，临床上还有一部分方剂使用桔梗以用其载药上行的作用。如天王补心丹用桔梗为舟楫，载药上行，以使药力缓流上部心经；参苓白术散方中加入桔梗既宣肺利气，通调水道，又能载药上行，培土生金。藿香正气散中用桔梗宣肺利膈，既解表又助化湿；血府逐瘀汤中用桔梗也是载药上行，与枳壳同用一升一降，宽胸行气；百合固金汤中的桔梗，除了宣肺利咽，化痰散结，兼能载药上行。

总之，桔梗之功用正如《珍珠囊药性赋》所言其用四："止咽痛，兼除鼻塞；利膈气，仍治肺痈；一为诸药之舟楫；一为肺部之引经。"

第七节 谈几味止汗药

汗证临床常见,多因阴阳失调、腠理不固而致汗液外泄失常。有自汗、盗汗、战汗、脱汗、黄汗之分,但以自汗、盗汗居多。一般自汗多为气虚,盗汗多为阴虚。无论自汗还是盗汗,若汗证持续过久,常可转变形成气阴两虚或阴阳两虚之候。

临床上治疗汗证的药主要有黄芪、麻黄根、浮小麦、糯稻根、五味子、五倍子、牡蛎、枣仁、山茱萸等。为了有效地运用发挥较好止汗的作用,现分述如下:

一、黄芪固表止汗

黄芪是一味益气固表止汗的常用药,主要适用于表虚自汗,但必须用生黄芪。治疗表虚自汗常与白术、防风同用,即玉屏风散,亦可与浮小麦同用。如治疗阴虚自汗可与牡蛎相配,对于体虚自汗应与麻黄根、浮小麦同用。

二、麻黄根固表止汗

麻黄根为麻黄之根茎,甘平性涩,入肺经而能走肌表,实卫气,固腠理,闭毛窍,为敛肺固表止汗之要药。治气虚自汗常与黄芪、牡蛎同用,名牡蛎散;如治阴虚盗汗常与当归、生地、熟地等同用,如当归六黄汤;如治产后虚汗不止,常与当归、黄芪配伍,名为麻黄根散。治疗体虚自汗常与浮小麦同用。

三、浮小麦固表止汗

浮小麦甘凉入心,能益心气敛心液;轻浮走表,实腠理,固皮毛,为养心敛液、固表止汗之佳品。凡自汗、盗汗均可应用。治表虚自汗可与黄芪、麻黄根、煅牡蛎同用,名牡蛎散。治阴虚盗汗可与五味子、麦冬、地骨皮同用。

四、糯稻根固表止汗

糯稻根甘平质轻,能固表止汗,具有益胃生津之功,用于各种虚汗兼有口渴者尤宜。治气虚自汗可单用,亦可与黄芪、党参、白术、浮小麦同用。治阴虚盗汗可与生地、地骨皮等药同用。

五、五味子滋阴敛汗

五味子味酸收敛,上敛肺气,下滋肾阴。本品五味俱全,以酸为主,善能敛肺止汗,治自汗、盗汗均可,可与麻黄根、牡蛎等同用。

"心主汗""肾主五液",五味子能养心滋肾,可治阳虚自汗,配生黄芪、酸枣仁等同用。治阴虚盗汗常配麦冬、生地、元参、山茱萸、龙骨、牡蛎等。

六、五倍子敛肺止汗

五倍子酸涩,性寒,功能敛肺止汗,治自汗、盗汗可内服也可外敷,亦可与五味子同用滋阴敛汗。

七、酸枣仁收敛止汗

酸枣仁味酸能敛而有收敛止汗之功效,常用于治疗体虚自汗、盗汗,每与五味子、山萸肉、黄芪等益气固表止汗之药同用。

八、山萸肉收敛止汗

山萸肉酸涩性温，能收敛止汗，固涩滑脱。凡正气不足、久病而虚脱汗出不止者，常加用五味子、麦冬、生黄芪、煅龙骨、煅牡蛎同用，如来复汤。

另外，山萸肉偏补肝肾不足之阴，敛阴阳欲绝之汗，兼能收阴汗（阴部多汗）。

九、牡蛎固涩止汗

牡蛎咸微寒，在《方剂学》中未列止汗作用，但《海药本草》指示"主男子遗精，虚劳之损，补肾益气，止盗汗，去烦热……"。在《本草备要》上也言"涩以收脱，治遗精崩带，止咳敛汗"，故临床上常用的牡蛎散中是选煅牡蛎以取其涩汗作用。

《素问·阴阳别论》云："阳加于阴谓之汗。"中医认为，营卫协调、阴阳平衡是汗液排泄正常的关键。汗证中最常见的是自汗和盗汗。气虚不固，津液外溢故为自汗，而津液能化气、载气，大量汗出可能会导致气虚更甚，严重者出现气随津脱。盗汗即寐中汗出，醒来自止，其名称首载于张仲景《伤寒论》，病因多责之为阴虚，阴虚阳亢，迫汗液外出，发为盗汗。而盗汗过多又伤阴液，而致阴虚更重。总之，二者因汗出，如不止亦形成恶性循环，所以以益气固阴为治法总则。

对于自汗的病因病机有表虚、阴虚和体虚，其主在气，故治之多以黄芪为主。常与防风相配治表虚自汗，与附子相配治阳虚自汗，常与麻黄根、浮小麦配伍治体虚自汗。黄芪与防风相配，因黄芪得防风疏散之力而不恋邪，防风得黄芪之固表而不散泄，二药参合散中寓引，补中兼疏，动静结合，相辅相成，固表止汗。黄芪与附子相配，黄芪具有生发之性，善于益气固表，止汗固脱，伍以附子相使为用，温阳益气，回阳救逆，固表止汗益彰。麻黄根与浮小麦相配。麻黄根甘凉入肺经,"肺合皮毛",故可实表止汗。浮小麦甘凉入心经,体质轻虚,其性升浮,能达皮腠而散其热。二药相伍,相互促进,益气养心,清热凉气,固表止汗效尤。

对于盗汗,多以阴虚为主,治疗应以滋阴、敛阴为主。如五味子配五倍子,五味子配乌梅,山萸肉配牡蛎。五味子敛肺滋肾,敛汗止汗,生津止渴;五倍子敛肺降火,敛汗止汗,二药参合益肾固精,敛汗止汗。如五味子与乌梅相伍,借乌梅味酸清凉生津,益胃止汗之功与五味子相合养阴强心,敛肺止汗。山萸肉补益肝肾,敛汗固脱;牡蛎性涩能收敛,二药伍用,相互促进,敛阴止汗,救元固脱力量增强。

对于汗证的用药,要与归经相联系,如心阴、心气不足可配炒枣仁、浮小麦;肺阴肺气不足可用黄芪、麻黄根;肾气肾阴不足可用山茱萸、五味子;脾气虚亦可选用黄芪和糯稻根;肝阴不足亦可选用山萸肉和乌梅。

第八节 关于郁金、姜黄与莪术

郁金、姜黄与莪术同是姜科植物的根茎,因取材有别,名称各异,因此其治疗作用也不尽相同。虽同属活血药,郁金以活血行气为主,姜黄以活血化瘀为主,莪术以活血破血为主。无论是温郁金、蓬莪术、广西莪术还是姜黄,它们的块茎(须根上面膨大部分的根)都叫郁金,而根茎的部分却有所不同。

一、名 称

温郁金块根为白丝郁金,俗称温郁金,根茎为莪术。

蓬莪术块根为绿丝郁金,俗称桂郁金,根茎为莪术。

广西郁金块根为桂郁金,根茎为莪术。

姜黄块根为黄丝郁金,根茎为姜黄。

郁金味辛、苦,性寒,活瘀,凉血,行气解郁。

姜黄味辛、苦,性温,破血行气。

莪术味辛、苦,性温,行气破血,消积。

二、功效主治

1. 郁金

郁金辛、苦,寒,归肝、胆、心经,具有活血止痛、行气解郁、清心凉血、利胆退黄四大作用。

第一,本品辛散,苦泻,既能活血祛瘀止痛,又能疏肝行气以解郁,善治气滞血瘀之证。如治疗因气血瘀滞而致胸痹疼痛、胸胁疼痛的颠倒木金散,治疗肝郁化热经前腹痛的宣郁通经汤,都有郁金。

第二,本品辛散苦泻性寒,归心、肝经,故能清心解郁开窍。如治温病浊邪蒙蔽清窍的菖蒲郁金汤、白金丸等也有郁金。

第三,本品性寒苦泻,辛散解郁。如治疗倒经、衄血的生地黄汤和治疗血淋的郁金散,方中用郁金清降火热,解郁顺气。

第四,郁金还有一个作用,疏肝利胆,清利湿热,可用于治疗肝胆病、胆石症等。

吾在临床上治疗带状疱疹后遗症出现的疼痛,常在一贯煎中加用郁金、五灵脂、没药,止痛效果明显。

区 别 用 药

川郁金活血化瘀作用优于理气。

广郁金行气解郁的作用优于活血。

香附行气之中兼能理血。

郁金破血之中兼能理气。

郁金活血行气性偏寒,适用于瘀热互结的胸腹内脏的瘀血证。

川芎活血行气性温燥,适用于寒凝血瘀的关节痛。

2. 姜黄

姜黄，辛、苦，性温，归肝、脾二经，主要功能是破血行气、温经止痛。

第一，本品能活血化瘀，行气止痛。破血兼理血中之气滞，入肝、脾二经，善破肝、脾二经的血瘀气结。如胸胁疼痛，胃脘痛，腰痛等。

第二，本品辛温苦燥，温通经脉，能祛除关节经络之风寒湿邪，通行气血而通络止痛。尤长于行肢痹而除痹痛。我常用此药治疗颈臂综合征及肩周炎的肩臂疼痛。

区 别 用 药

姜黄为黄丝郁金上面的根茎，活血化瘀作用较强。

片姜黄为温郁金上面的根茎，祛风湿作用较强。

郁金破血祛瘀，苦寒入心，偏于活血。

姜黄破血祛瘀，辛温偏入肝经血分，兼行血中之气。

莪术苦温，偏入肝经气分，兼破气中之血。

姜黄辛温，偏入肝经血分，兼行血中之气。

3. 莪术

莪术，辛、苦，温，归肝、脾经，具有破血行气，消积止痛之功用。

第一，莪术辛散苦泻温通，既入血分又入气分，能破血行气，散瘀消癥，消积止痛，适用于气滞血瘀，食积日久而成的癥瘕积聚以及气滞、血瘀、食停寒凝所致的诸般痛证。常与三棱相须为用,如《寿世保元》中记载的莪术散。

第二,本品能行气止痛,消食化积,可用于食积气滞,脘腹胀痛;也可治脾虚食积,脘腹胀痛。

临床上我常用本品与他药治疗腺性结节、痤疮和前列腺肥大。

区 别 用 药

三棱苦平,破血中之气,破血的力量大于破气。

莪术辛温,破气中之血,破气的力量大于破血。

香附行气而活血,通行十二经以行气为主,力强。

莪术行气破血,主入肝经,以散肝经气滞血结为主,力峻。

元胡为血中气药(活血行气)。

郁金为血中气药(活血行气)。

姜黄为血中气药(活血行气)。

莪术为气中血药(行气破血)。

用药
撷英

下 篇

第五章
类药鉴别

中药饮片种类繁多,同属同类,功用较多。

现摘录二百余味中药饮片,简要说明其功效

与相关药物功效,加以鉴识。

一、解表药

1. 辛温解表药

麻黄

麻黄辛、微苦,温,发汗解表,宣肺平喘,利水消肿。

桂枝

桂枝辛、甘,温,发汗解肌。温通经脉,助阳化气。

紫苏

紫苏辛,温,其味芳香,解表散寒、行气宽中。

生姜

生姜辛,微温,常用于解表发汗、发散风寒的方剂中,以治风寒感冒。

$$\begin{cases} \text{生姜与大枣同用能益脾胃元气,温中祛湿。(异功散)} \\ \text{生姜与白芍同用能制白芍之寒而温经止痛。(桂枝汤)} \end{cases}$$

$$\begin{cases} \text{干姜温中散寒,温肺化饮。(小青龙汤)} \\ \text{炮姜温经止血。(生化汤)} \\ \text{生姜发散风寒并能止吐。(桂枝汤)} \\ \text{煨姜治胃寒腹痛和中止呕,比干姜而不燥,比生姜而不散。(逍遥散)} \\ \text{生姜皮行小气,消浮肿。(五皮饮)} \end{cases}$$

荆芥

荆芥辛,微温,祛风解表,透疹消疮,止血。

> 荆芥善治皮里膜外及血脉之风邪。（消风散）
>
> 防风善治骨肉之风邪。（蠲痹汤）

防风

防风辛、甘，微温，是最常用的辛温发汗药。

> 防风祛风解表，治全身疼痛比荆芥好。（羌活胜湿汤）
>
> 荆芥祛风解表，发汗的作用比防风明显。（荆防败毒散）

羌活

羌活辛、苦，温，辛温解表，祛风胜湿，升太阳经和督脉的阳气。

> 羌活偏于祛上半身风湿，善治头、项脊背疼痛。（羌活胜湿汤）
>
> 桂枝善于祛肩、背、手指的风寒。（桂枝附子汤）

白芷

白芷辛，温，有散风、燥湿、通窍、排脓、止痛五大功能。

> 白芷止牙痛，偏治齿龈及面颊部肿痛的牙痛。（都梁丸）
>
> 细辛止牙痛，偏治齿髓疼痛或夜间牙痛。

细辛

细辛辛，温，有发散风寒的作用，可用于风寒感冒引起的头痛、恶寒全身骨节疼痛。

> 蚕砂通凝滞，偏于风湿滞于肌肉而致的肌肉疼痛。（宣痹汤）
>
> 细辛搜风湿，偏于寒邪滞于肢节而致的筋骨疼痛。（独活寄生汤）

$\begin{cases} 独活善搜肾经气分伏风。(羌活胜湿汤) \\ 细辛善搜肝肾血分风寒。(麻黄附子细辛汤) \end{cases}$

藁本

藁本辛,温,祛风散寒,除湿止痛,主要用于治疗风寒感冒引起的头顶疼痛。

$\begin{cases} 藁本散督脉风寒,善治头顶痛。(神术汤) \\ 羌活散太阳经风寒,善治后头痛。(九味羌活汤) \\ 白芷散阳明经风寒,善治前头痛。(都梁丸) \\ 川芎搜三阳经风邪,解少阳经血郁,善治两侧头痛。(川芎茶调散) \end{cases}$

苍耳子

苍耳子辛、苦,温,祛风湿,通窍散结。临床上常取其祛风湿、通肺窍功效治皮肤病。

$\begin{cases} 苍耳子治鼻病但偏于散头部风湿,兼治头风头痛。(苍耳子散) \\ 辛夷偏于散上焦风寒,开宣肺窍。(川芎茶调散) \end{cases}$

辛夷

辛夷辛,温,有祛风通窍的作用,尤善于通窍,以散风寒,为治鼻病要药。

$\begin{cases} 细辛有辛通走窜的作用,可通全身之气,偏于入心、肾两经。(九味羌活汤) \\ 辛夷以通上焦之气为重,可配桑枝、桂枝、红花等通利关节。(苍耳子散) \end{cases}$

$\begin{cases} 白芷芳香通窍但主要散头面的风寒而治前头痛、鼻塞。(都梁丸) \\ 辛夷偏于散上焦风寒,宣肺而通肺窍。(川芎茶调散) \end{cases}$

香薷

香薷辛,微温,能解表祛暑化湿、利水消肿,主治夏季暑湿感冒。

> 扁豆健脾化湿而消暑。（香薷饮）
> 荷叶升达清气而消暑。
> 香薷散利湿浊而祛暑。（香薷饮）

> 麻黄用于冬季伤寒的表证。（麻黄汤）
> 香薷用于夏季伤暑的表证。（香薷饮）

2. 辛凉解表药

薄荷

薄荷为辛凉解表药,有辛凉发汗的作用。

> 桑叶偏于凉血清热,疏风明目。（扶桑至宝丹）
> 薄荷偏入气分,有辛凉解表的作用,亦消食下气、消胀等。（薄荷汤）

牛蒡子

牛蒡子辛苦而凉有散风除热、宣肺透疹、清热解毒的作用。

蝉蜕

蝉蜕甘寒,具有疏散风热、透发麻疹、息风止痉、退翳明目的作用。

> 蝉蜕善于散风热、退翳、透疹、息风止痉。（麻黄散）
> 蛇蜕有小毒,善于祛风邪,亦善退翳膜,多用于治疗皮肤疥癣等。

蔓荆子

蔓荆子辛苦凉,具有疏散风热、清利头目作用。

$\Big\{$
藁本治风寒头痛。(神术汤)
白芷用于治风湿头痛。(九味羌活汤)
蔓荆子用于治风热头痛。

$\Big\{$
白蒺藜用于肝风上扰而致的眩晕头痛。
蔓荆子偏于风热上攻而致的头沉昏闷,头痛。

菊花

菊花辛、甘、苦,微寒,功能疏散风热、平抑肝阳、清肝明目、清热解毒。

$\Big\{$
菊花散风热,清头目,偏于清肝热,祛肝风,并有清肝明目作用。(羚角钩藤汤)
薄荷散风热,清头目,偏于发热,辛凉发汗力量大于菊花。没有养肝之效。(上清散)

柴胡

柴胡苦、辛,微寒,可解表退热、疏肝解郁、升举阳气。

$\Big\{$
北柴胡主要用于和解少阳,退热升阳,疏肝治疟。(小柴胡汤)
南柴胡药力比较柔和,用于疏肝解郁。
银柴胡性较凉,用于退虚热,治骨蒸。
竹叶柴胡药力最强,只适用于气郁轻证。

浮萍

浮萍辛、寒。本品清散,可发汗解表,透疹,止痒,利尿消肿,用于风热表证。

二、泻下药

大黄

大黄苦、寒，可泻血分之实热、胃肠积滞，凉血解毒，逐瘀通经。

　　生大黄泻下力量猛烈。（大承气汤）

　　酒大黄能达身体上部而驱热下行，助其泻力。（复元活血汤）

　　熟大黄泻力和缓，适用于老年人及体虚者。

　　大黄炭有止血作用，可用于大肠有积滞的大便下血。

　　黑白丑泻下，有小毒，主要是攻逐腹部积水。

　　大黄泻下，主要涤荡肠胃积滞、热结。（小承气汤）

　　巴豆峻泻，性热。

　　大黄峻泻，性寒。

芒硝

芒硝咸、苦，寒，为盐类泻下剂，主要用于治疗热邪炽盛的大便秘结。

　　芒硝使肠中水分增多，软坚润燥。（大承气汤）

　　大黄涤荡积滞。（调胃承气汤）

番泻叶

番泻叶甘苦，性寒，是一种使用方便的泻下药。小量使用可清除胃热而开胃进食，适量用可泻下通便，过量用会引起恶心呕吐。

芦荟

芦荟味苦性寒，有泻下作用，并能凉肝明目，消疳积，清热杀虫。

火麻仁

火麻仁性味甘平,为滋润滑肠的通便药。

> 黑芝麻滋润通便,偏于滋补肝肾,养血益精而润燥。
> 火麻仁滋润通便,偏入脾生津,增液润肠通便。(麻子仁丸)

> 火麻仁偏入脾与大肠血分,生津润燥,增液暖脾而滑肠通便。(麻子仁丸)
> 郁李仁偏入脾与大肠气分,通幽散结,行大肠气而导滞润肠。

郁李仁

郁李仁辛、苦、甘,性平,能开结气,润大肠之燥涩而行气,有利水消肿的作用。

> 火麻仁入脾与大肠血分,生津润燥,增液缓泻。(麻子仁丸)
> 郁李仁入脾与大肠气分,通幽散结,行大肠气而导滞润肠。

三、清热药

1. 清热泻火药

石膏

石膏辛、甘,大寒,清火、止渴、除烦、退热。

> 寒水石清热泻火,清肺胃火,偏入血分,有解肌达表之功。(三石汤)
> 生石膏清热泻火,清肺胃火热,偏于气分,有解肌达表,使邪外透的效力。(白虎汤)

大青叶用于时行疫热,苦咸大寒,用于心胃表热,狂热烦乱,血热炽斑,热毒赤痢。(犀角大青汤)

生石膏用于时行疫热,甘辛而寒,用于肺胃疫热炽胜,头痛如劈,大汗烦渴等。(石膏川芎汤)

知母

知母苦、甘,性寒,主要有清热和滋阴降火的作用。

盐知母可下行入肾。

酒知母可上行入肺。

黄柏坚肾清热,偏用于肾经湿热、淋浊、膝软。(易黄汤)

知母滋肾降火,偏用于肾经虚热、骨蒸、消渴。(知柏地黄丸)

黄柏清下焦有形湿热。

知母泻下焦无根之火。 } 二药合用可增强滋肾坚肾。

天花粉能清阳明胃热,并能益肾生津。(玉液汤)

知母能清阳明胃热,并能滋阴降火。(白虎汤)

天花粉

天花粉味甘、微苦,性寒,功能清热、生津、排脓。

石斛生津止渴,滋肾阴、明目作用大于天花粉。(石斛夜光丸)

天花粉生津止渴,养胃阴作用大于石斛。(沙参麦门冬汤)

天冬、麦冬养阴生津止渴,但其性状黏腻而伤胃。

天花粉生津止渴,能益胃。

淡竹叶

淡竹叶味甘,性寒,能清热除烦,利尿渗湿。

> 灯心草清心利尿,偏治五淋,尿道涩痛而小便不利。(导赤散)
> 淡竹叶清心利尿,治心中烦热,尿色黄赤而小便不利。(竹叶石膏汤)

芦根

芦根味甘,性寒,有清热生津作用,常用于清热解毒、清肺热、清肺透疹。

> 鲜芦根清热生津,优于干芦根。
> 干芦根清热生津力弱。

> 天花粉偏入肾经,清胃热、生津止渴兼有解毒消肿、排脓生肌的作用。
> (仙方活命饮)
> 芦根偏入肺经,治肺痈透麻疹。(苇茎汤)

2. 清热燥湿药

黄芩

黄芩苦、寒,泻上焦实火,燥肠胃湿热,清少阳郁热,兼能凉血安胎。

> 桑白皮、地骨皮泻肺经气分之热。(泻白散)
> 黄芩、栀子泻肺经血分之热。(清肺汤)

> 柴胡清热,由于苦能发之,散火热之标。(正柴胡饮)
> 黄芩清热,由于寒能降之,直折火热之本。(黄芩滑石汤)

黄连

黄连味苦性寒,主要有清泻心胃火热,凉肝胆,解热毒,并有燥湿作用。

{ 黄柏偏用于清下焦湿热，并能坚肾。（知柏地黄丸）
{ 黄连偏用于清中焦湿热，并能泻心火。（半夏泻心汤）

{ 胡黄连偏用于骨蒸劳热，五心烦热，并用于小儿疳疾惊痫。
{ 川黄连偏用于中焦湿热，并用于各种疮疡肿毒。（黄连解毒汤）

黄柏

黄柏苦寒，清热燥湿，坚肾益阴，偏于清下焦湿热。

栀子

栀子味苦，性寒，是常用的清热泻火药，能清泻三焦火热，利湿解毒。

{ 生栀子用于泻三焦之火。（龙胆泻肝汤）
{ 炒栀子用于止血。（八正散）
{ 栀子衣用于清肺及皮表之热。（桑杏汤）
{ 栀子仁清内热，去心烦。（栀子豉汤）

{ 黄芩偏于泻中、上二焦火热。（清肺汤）
{ 黄连偏于泻心、胃的火热，并能燥湿。（半夏泻心汤）
{ 黄柏偏于泻下焦膀胱与肾的火热。（萆薢分清饮）
{ 栀子可泻上、中、下三焦的火热。（黄连解毒汤）

龙胆

龙胆味苦，性寒，有清热燥湿、泻肝胆火的作用。大量用，其苦寒会引起恶心、呕吐、头昏、不欲饮食等症。

苦参

苦参味苦，性寒，有清热燥湿、杀虫利尿的作用，常用于皮肤病。

$\left\{\begin{array}{l}\text{元参凉血滋阴,清热降火,偏用于咽喉肿痛。(玄参饮)} \\ \text{苦参凉血泻火,清热除湿,偏用于皮肤湿疹、荨麻疹。(消风散)}\end{array}\right.$

胡黄连

胡黄连味苦,性寒,有消疳积、退劳热、清湿热的作用。

$\left\{\begin{array}{l}\text{川黄连清热泻火,偏用于湿热毒痢疾、疮毒等实热证。(葛根黄芩黄连汤)} \\ \text{胡黄连主要用于阴虚发热、小儿疳积、湿热泻痢等症。}\end{array}\right.$

白头翁

白头翁味苦,性寒,能清胃与大肠邪热,用于治疗痢疾。

$\left\{\begin{array}{l}\text{黄连治痢疾,清热兼能燥湿,对湿热痢、细菌性痢疾效果较好。(香连丸)} \\ \text{白头翁主治大肠血热,热痢下血,对阿米巴痢疾效果较好。(白头翁汤)}\end{array}\right.$

秦皮

秦皮味苦、微涩,性寒,主要作用为清热治痢、清肝明目。

$\left\{\begin{array}{l}\text{白头翁治痢,偏于清热凉血。(白头翁汤)} \\ \text{秦皮治痢,偏于清热涩肠。(白头翁汤)}\end{array}\right.$

白鲜皮

白鲜皮味苦,性寒,主要功用是清热燥湿、祛风解毒,常用治风湿热痹。

3. 清热解毒约

金银花

金银花甘寒,清热解毒,疏散风热。

> 金银花散风热,开散透达的作用大于连翘。(银翘散)
> 连翘散血中的痰火郁结,活血散结作用大于金银花。(连翘解毒汤)

大青叶

大青叶苦寒,清热解毒,凉血消斑。

板蓝根

板蓝根苦寒,清热凉血,解毒利咽。

> 大青叶清心解毒,偏于瘟疫热毒,凉血解毒作用优于板蓝根。(犀角大青汤)
> 青黛泻肝经郁火,偏于惊痫斑热。(青黛石膏汤)
> 板蓝根利咽峡,治大头瘟症见头面红肿、咽喉疼痛,作用大于大青叶。
> (普济消毒饮)

山豆根

山豆根苦寒,有泻火解毒、利咽喉的作用。

> 板蓝根偏治瘟毒颐肿,咽喉红烂。(普济消毒饮)
> 山豆根偏治火毒上炎,咽喉消肿。(清凉散)

> 马勃治喉痛,偏于轻宣肺热,使热邪外透。(普济消毒饮)
> 山豆根治喉痛,偏于泻热解毒,降火消肿。(山豆根汤)
> 射干治喉痛,偏于清热消痰散结,偏治痰热结滞,扁桃体红肿。(射干汤)

锦灯笼

锦灯笼味苦,性寒,有清热解毒、散火消肿的作用,为清肺热药。

射干

射干味苦,性寒,有清热解毒、消痰散结的作用。

$\left\{\begin{array}{l}\text{山豆根泻火清热作用大于射干。}\\ \text{射干消痰散结作用大于山豆根。}\end{array}\right.$

$\left\{\begin{array}{l}\text{马勃清散肺热而利咽喉,偏用于肺气不得宣扬而致的咳嗽、喉痛音哑。}\\ \text{(普济消毒饮)}\\ \text{射干泻胸中实热,消痰散结而利咽喉,偏用于热盛痰结而致的咳嗽、咽}\\ \text{肿、喉中水鸣声。(射干麻黄汤)}\end{array}\right.$

连翘

连翘味苦,性寒,是常用的清热解毒药,有清心火、解疮毒、散温邪的作用。

$\left\{\begin{array}{l}\text{金银花清热解毒,兼能散风热,升散透达的作用大于连翘。(银翘散)}\\ \text{连翘清热解毒,兼散血中郁火壅结,消肿散结的作用大于银花。(连翘}\\ \text{解毒汤)}\end{array}\right.$

$\left\{\begin{array}{l}\text{蒲公英消疗毒的作用大于连翘。(五味消毒饮)}\\ \text{连翘清上焦心肺火热的作用大于蒲公英。(连翘解毒汤)}\end{array}\right.$

$\left\{\begin{array}{l}\text{连翘偏入心经,温病热入心包时,多用带心连翘。(加味消毒饮)}\\ \text{连翘心味苦,性寒,主入心经,在清火药方中,可引经攻邪。(清营汤)}\end{array}\right.$

连翘与莲子心同用可入心经。（清营汤）

连翘与金银花同用清热兼散风热。（银翘散）

连翘与赤豆同用可清利湿热。（连翘赤小豆汤）

连翘与荆芥、薄荷同用可辛凉解毒。（桑菊饮）

蒲公英

蒲公英味苦甘，性寒，有清热解毒、消痈散结的作用。

紫花地丁凉血解毒的作用大于蒲公英。（五味消毒饮）

蒲公英散结消肿的作用大于地丁。（五味消毒饮）

败酱草消热排脓偏用于治肠痈。（薏苡附子败酱散）

蒲公英清热解毒偏于治乳痈。（五味消毒饮）

鱼腥草清热解毒，味辛入肺宣散壅结，偏用于治肺痈及肺部感染。（苇茎汤加味）

蒲公英兼能入肝、胃二经，消肿散结，偏用于治乳痈及乳房肿块。（五味消毒饮）

紫花地丁

紫花地丁凉血解毒的作用较好，善于治疗毒。

蒲公英散结消肿的作用较好，长于治乳痈。（五味消毒饮）

紫花地丁凉血解毒的作用较好，善于治疗毒。（五味消毒饮）

败酱草

败酱草味辛苦，性微寒，有活血消肿、排脓的作用。

$$\left\{\begin{array}{l}蒲公英长于治乳痈。（五味消毒饮）\\ 败酱草长于治肠痈。（薏苡附子败酱散）\end{array}\right.$$

马勃

马勃辛平,清肺热,为治喉痛药。

漏芦

漏芦味苦咸,性寒,有清热解毒及下乳汁的作用。

$$\left\{\begin{array}{l}瓜蒌治乳痈,长于宽胸散结,清热化痰。（神效瓜蒌散）\\ 蒲公英治乳痈,长于清热解毒,消痈散结。（五味消毒饮）\\ 漏芦治乳痈,长于泻热解毒,通乳利经脉。（漏芦汤）\end{array}\right.$$

蚤休

蚤休又名草河车、金钱重楼、七叶一枝花,味苦,性微寒,为常用解毒药,作用大于蒲公英、紫花地丁、金银花。

4. 清热凉血药

生地黄

生地黄甘苦,寒,清热凉血,养阴生津。

$$\left\{\begin{array}{l}生地黄清热凉血,养阴生津。（增液汤）\\ 熟地黄补血生津,滋肾养肝。（四物汤）\\ 地黄炭止血。\end{array}\right.$$

玄参

玄参味甘、苦、咸,性寒,主要功能是清热凉血、滋阴降火、解毒软坚。

{ 玄参咸寒滋阴,偏于滋阴降火,适用于阴虚上浮之火。(玄参汤)
生地黄甘寒补阴,偏于凉血清热,适用于血热之火。(清营汤)

{ 苦参苦寒,泻火燥湿,兼治外部皮肤湿热疥癞。(四妙勇安汤)
玄参咸寒,降火养阴,兼治内部肾阴不足,偏于滋肾。(增液汤)

{ 麦冬养阴,偏于润肺。(麦门冬汤)
玄参养阴,偏于滋肾。(增液汤)

牡丹皮

牡丹皮味甘、苦,性寒,有清热凉血、活血祛瘀两大作用。

{ 地骨皮偏治有汗的骨蒸劳热且能泻肺中伏火。(秦艽鳖甲汤、泻白散)
牡丹皮偏治无汗的骨蒸劳热,主泻血中伏火。(青蒿鳖甲汤)

{ 黄柏除肾热,苦而坚肾,降肾中邪火。(知柏地黄丸)
牡丹皮除肾热,辛润而凉,清肾中燥火。(六味地黄丸)

紫草

紫草甘、咸,性寒,有凉血活血,透斑疹、清热解毒、通大便的作用。

5. 清虚热药

地骨皮

地骨皮味甘,性寒,主要有泻肺火、清虚热的作用。

{ 桑白皮清肺热,泻肺火,偏入气分。(泻白散)
地骨皮泻肺火,清血热,主入血分。(泻白散)

银柴胡

银柴胡味甘,性微寒,主要作用是凉血、清虚热,用于骨蒸痨热、疳积发热。

⎰ 北柴胡退热,主要是解三阳经的实热。（正柴胡饮）
⎱ 银柴胡退热,主要是退阴分的虚热。（清骨散）

⎰ 青蒿入肝胆,清肝胆虚热,兼治温热流连不退似表似里。（青蒿鳖甲汤）
⎱ 银柴胡入肝肾,清肝肾虚热,兼能退疳疾发热。（柴胡清肝汤）

白薇

白薇味苦、咸,性寒,有清热凉血、益阴的作用,常用于虚热、低热。

⎰ 青蒿清肝胆虚热,退无汗的骨蒸,治热在骨间,可将邪热由阴分引至气
｜ 分而使其外出。（清骨散）
⎱ 白薇清肝肾虚热,治原因不明的低热,兼清冲任血热。（白薇汤）

⎰ 白蔹除血热,偏用于解毒、治疮,并能敛合疮口。（白蔹散）
⎱ 白薇除血热,偏用于退虚热。（白薇散）

青蒿

青蒿味苦辛,性寒,并有清凉芳香的气味,主要为清热药并能凉血解暑。

⎰ 地骨皮清肝肾虚热,退有汗的骨蒸,兼清肺中伏火。（青蒿鳖甲汤）
｜ 青蒿清肝胆虚热,兼治温热流连,寒热交作似表似里,夹虚夹实或暮热
⎱ 早凉,久久不愈。（青蒿鳖甲汤）

四、祛风湿药

蕲蛇

蕲蛇味甘咸,温,有毒,主要功能为搜风活络,治一切风。古籍载,蕲蛇"能内走脏腑,外彻皮肤,透骨搜风,截惊定搐"。

> 乌梢蛇味甘平无毒,偏用于肌肤不仁、大风、大人中风、小儿惊痫。(乌蛇丸)
>
> 蕲蛇味甘咸,性温有毒,偏用于中风、小儿风热、骨节重痛以及皮肤病。(白花蛇酒)

海风藤

海风藤味辛、苦,性微温,功能祛风湿、通经络,常用于风寒湿痹引起的诸症。

> 青风藤祛风,兼能行痰,偏于风湿流注、湿痹历节等。
>
> 海风藤祛风通络,偏用于风湿痹证。(蠲痹汤)

桑枝

桑枝味苦,性平,功能祛风除湿,利关节。

> 桂枝辛温,能通达四肢阳气偏用于风寒痹痛。(桂枝附子汤)
>
> 桑枝苦平,能利四肢关节,祛风气,偏用于风邪化热的关节痹痛。(桑枝汤)

丝瓜络

丝瓜络味甘性平,功能清热凉血、理气通经络。

海桐皮

海桐皮味苦性平,功能祛风湿,治风湿痹痛的四肢关节肌肉痛。

  五加皮偏于壮筋骨,而利腰膝无力,止筋脉痉挛疼痛。(五加皮散)
  海桐皮偏于祛风湿,通经络,用于风湿性疼痛,止痛效果明显。(海桐皮汤)

五加皮

五加皮味辛、苦,微温,功能祛风湿,壮筋骨,消水肿,常用于腰腿筋骨疼痛,两脚软无力。

  白藓皮祛风湿,气寒善行,偏用于风湿痹证,治疗风痹。
  五加皮祛风湿,兼益肝肾,偏用于筋软骨弱。(五加皮散)

  木瓜偏用于筋急筋软。(蚕矢汤)
  五加皮壮筋骨,偏用于筋软弱,骨无力,治疗缓筋急作用不如木瓜。(五加皮散)

  南五加皮祛风湿,壮筋骨之力较优,偏于腿软脚弱。(五加皮散)
  北五加皮消水肿之力较好,偏用于脚肿、浮肿。(五皮散)

独活

独活味辛苦,性温,有搜风祛湿,发散风寒的作用,常用于伤风头痛、牙痛以及风寒湿痹引起的腰痛、腿痛等。

  羌活祛风湿,但羌活药力雄厚比较猛峻,偏入太阳经,善治风湿相搏的头痛、肢痛,一身疼痛。偏于治游风。(羌活胜湿汤)
  独活祛风湿,但药力较羌活稍缓和,偏入少阳经,善搜少阴经伏风,多用于腰膝足胫的筋骨痹痛。偏于治伏风。(独活汤)

{ 威灵仙祛风湿能达十二经,兼能祛痰水积聚,性急快利。(威灵仙散)
{ 独活祛风湿,主搜肾经伏风寒湿,兼治奔豚。(羌活胜湿汤)

{ 细辛偏入肝、肾二经血分,善治风寒、风湿兼通九窍。(独活寄生汤)
{ 独活偏于肾经气分,善治伏风、寒湿兼治齿痛。(独活细辛汤)

威灵仙

威灵仙味辛咸,性温,祛风湿,通经络。其性善走,无处不到,可以宣通五脏、十二经络,兼能降痰消积。主要用于全身关节疼痛,屈伸不利,对腰膝腿脚疼痛效果更好。

豨莶草

豨莶草生用味苦辛,性寒。炮制后味甘,性温。善祛风湿,益肝肾。常用于筋骨关节痛,四肢麻痹,腰腿无力等症。

{ 豨莶草偏用于湿重的关节疼痛。(豨莶丸)
{ 威灵仙偏用于风重的关节疼痛。(威灵仙散)

{ 秦艽治风湿痹痛偏在阳明经者。(秦艽天麻汤)
{ 威灵仙主用于风寒湿留滞于经络的痹痛。(威灵仙散)

秦艽

秦艽味苦辛,性平,祛风利湿,止痹痛,退骨蒸劳热。

{ 银柴胡治虚劳偏用于寒热交作。(清骨散)
{ 秦艽治虚劳偏用于潮热骨蒸。(秦艽鳖甲汤)

{ 独活治身体下部风湿疼痛,用于风湿寒痛。(独活寄生汤)
{ 秦艽治身体下部风湿寒痛,用于风湿热痛。(秦艽天麻汤)

络石藤

络石藤味苦,性微寒,有通经络、利血尿、祛风湿的作用。适用于风寒湿邪久郁不愈,郁而化热见关节疼痛,肌肉酸楚,筋脉拘急,屈伸不利。或机体阳盛,正邪相搏,从阳化热而出现的关节疼痛处发热,身有微热,患肢于夜间不欲多盖衣被等热象者。

{
海风藤治风湿痹痛,偏用于风寒湿较重于热象者。(蠲痹汤)
络石藤治风湿痹痛,偏用于兼有热象者。
}

{
豨莶草用于湿郁偏重,腰腿疼痛乏力者,兼有益肝肾作用。(豨莶散)
络石藤用于风湿化热,筋脉拘急疼痛者,善通经络,无补益作用。
}

千年健

千年健味辛、苦,性温,有壮骨祛风湿的作用,适用于老年人筋骨无力,手足麻木等症。青壮年人也常随症选用。

{
络石藤偏于通经络。
千年健偏于壮筋骨。
}

{
豨莶草偏于祛风邪。(豨桐丸)
千年健偏于祛风湿。
}

追地风

追地风味酸涩,性温,有祛风湿作用,常用于风湿痹痛、筋骨疼痛、足膝酸软麻木。

老鹳草

老鹳草味苦、辛,性平,有祛风湿、疏通经络、活血健筋骨的作用。

伸筋草

伸筋草味苦、辛，性温，主要功用是舒筋活络，兼能祛风湿。

> 络石藤偏用于通经络。
> 伸筋草偏用于舒筋活血。

松节

松节味苦辛，性温，有祛风湿，活经络，利关节的作用。（松节酒）

透骨草

透骨草味辛，性温，有祛风湿，活血止痛的作用。

> 伸筋草、透骨草偏用于筋骨拘挛的风湿痹痛。
> 松节偏用于关节屈伸不利或关节肿胀的寒湿痹痛。

防己

防己味苦，性寒，功能利水、祛风，通行经络泻下焦血分湿热。

> 通草甘淡，祛气分之湿邪。
> 防己苦寒，泻血分之湿热。（秦艽天麻汤）

> 木瓜酸温化湿，兼能舒筋活络，兼治筋挛、足痿。（芍药木瓜汤）
> 防己苦寒利水，兼能通络泻热，兼治水肿、脚气。（防己黄芪汤）

木瓜

木瓜酸温，主要有利湿健脾、舒筋活络的功能。

$\left\{\begin{array}{l}\text{白芍治筋病,主要是柔肝缓急而养筋。(骨刺方)}\\\text{木瓜治筋病,主要是利湿暖肝而舒筋。(蚕矢汤)}\end{array}\right.$

五、利水渗湿药

茯苓

茯苓味甘淡,性平,主要功能为利水除湿,宁心安神,益脾止泻。

$\left\{\begin{array}{l}\text{猪苓利水之力大于茯苓,但无补益之性,多用于祛邪,不用于补正。(猪苓汤)}\\\text{茯苓淡渗利湿,益脾宁心,兼有补益之性,祛邪扶正均可使用。(五苓散、}\\\text{天王补心丹)}\end{array}\right.$

猪苓

猪苓味甘淡,性平,主要功能为利水渗湿。各种水肿,尿少,湿热泄泻,淋浊,黄疸等症均可使用。

$\left\{\begin{array}{l}\text{车前子利水而不伤阴,兼能清热。(济生肾气丸)}\\\text{猪苓主要利水。(四苓散)}\end{array}\right.$

泽泻

泽泻味甘淡,性寒,主泻肝、肾二经之火,膀胱、三焦之水。主要功能为利尿、祛湿、清热。我在临床上常在补肾药中使用一些泽泻,以防补药生热而致肾火。

$\left\{\begin{array}{l}\text{泽泻利尿消水,适用于消水臌之腹水。(五苓散)}\\\text{泽兰行血消水,适用于消血臌之腹水。}\end{array}\right.$

薏苡仁

薏苡仁味甘淡,性凉,有利湿、健脾、排脓、舒筋四大功能。生用利湿,排脓,舒筋;炒用于健脾。

> 生薏苡仁利湿、排脓、舒筋。(苇茎汤)
> 炒薏苡仁健脾胃。(参苓白术散)

> 木瓜舒筋,偏于治湿寒所致的筋脉拘急和腿肚转筋。(蚕矢汤)
> 薏苡仁舒筋,偏于治湿热所致的筋急拘挛,肢体难伸。(薏苡仁汤)

> 扁豆健脾,偏用于除湿以健脾。(参苓白术散)
> 薏苡仁健脾,偏用于淡渗利湿以健脾。(参苓白术散)

冬瓜皮

冬瓜皮味甘性寒,有利尿功能,主要用于治疗各种水肿、小便不利。

五加皮

五加皮味辛、苦,性温,功能祛风除湿、利水消肿、强腰膝、壮筋骨。

> 北五加皮多用于利湿,治疗水肿。
> 南五加皮多用于强筋骨,治疗脚软无力。

车前子

车前子味甘性寒,功能利水、清热通淋、益肝肾、明目。

> 车前子利水清热,明目,止泻。(车前子散)
> 车前草利湿清热,兼能凉血止血,可用于尿血、吐血、衄血。

{
　　滑石利水,兼能祛湿。(三仁汤)

　　车前子利水,兼能益肝肾、明目。(驻车丸)

滑石

滑石甘淡,性寒,功能利水祛湿、通淋滑窍、祛暑止渴。常用于各种淋证所致的尿道疼痛,小便不利等。

{
　　冬葵子利尿滑窍,兼能通乳汁。(石苇散)

　　滑石利尿滑窍,兼能清暑热。(八正散)

{
　　通草之利小便,能引肺热下行而利小便。(通草饮子)

　　木通之利小便,能心火下行而利小便。(导赤散)

　　滑石利尿滑窍,兼能清暑热。(六一散)

木通

木通味苦,性寒,有利水通淋,导热下行,通经下乳等作用。

{
　　木通利尿祛湿,偏于泻利心、小肠经之湿热。(导赤散)

　　泽泻利尿祛湿,偏于泻利肝、肾经之湿热。(泽泻汤)

通草

通草味甘淡,性微寒,功能利小便,下乳汁,泻肺热,舒胃气。

{
　　川木通降心火、引热下行而利水,其性降中兼通。(通利关节)

　　通草泻肺热助气下降而利水,其性降中兼升,通气下乳。

{
　　灯心草清心热,引热气下行而利水。(导赤散)

　　通草降肺气,渗湿清热而利水。(通草饮子)

$$\left\{ \begin{array}{l} \text{王不留行、木通均行血脉,通瘀滞而下乳汁。} \\ \text{通草主要使胃气上达而下乳汁。(通乳饮)} \end{array} \right.$$

萹蓄

萹蓄味苦,微寒,功能利膀胱湿热,主要用于治疗热淋。

瞿麦

瞿麦味苦,性寒,功能清心热,利小便,除膀胱湿热。

$$\left\{ \begin{array}{l} \text{萹蓄利膀胱湿热,兼能治黄疸、湿疹。(八正散)} \\ \text{瞿麦利膀胱湿热,兼能清心热。(八正散)} \end{array} \right.$$

$$\left\{ \begin{array}{l} \text{瞿麦清心与小肠、膀胱湿热为主,入血分,多用于血淋。} \\ \text{石韦清肺与膀胱湿热为主,偏于气分,多用于湿热淋。} \end{array} \right.$$

金钱草

金钱草味甘、咸,性微寒,有利水排石功能,能清利肝、胆、膀胱、肾经湿热,主要用于利尿通淋和消结石。

海金沙

海金沙甘、咸,性寒,有利尿作用,能清利小肠与膀胱湿热。

$$\left\{ \begin{array}{l} \text{瞿麦多用于治血淋。(立效散)} \\ \text{萹蓄多用于治膏淋。(八正散)} \\ \text{海金沙多用于治石淋。(海金沙散)} \end{array} \right.$$

石韦

石韦味甘、苦,性微寒,主要功能为清肺经气分之热,清利膀胱湿热而通淋。

海金沙清利膀胱湿热而治淋,偏入血分,多用于石淋。(海金沙散)

石韦清利膀胱湿热而治淋,偏入气分,多用于湿热淋。(石韦散)

瞿麦苦寒能清心热,利小肠、膀胱湿热,主要用于各种淋证尿血、小便不利。(八正散)

萹蓄以清利膀胱湿热为主,兼治黄疸、湿疹。(八正散)

石韦以清肺与膀胱湿热为主,偏入气分,多用于湿热淋。(石韦散)

瞿麦以清心与小肠、膀胱湿热为主,偏入血分,多用于血淋。(立效散)

冬葵子

冬葵子甘,寒,滑利,能利尿、润肠、通乳。

茵陈

茵陈味苦、辛,微寒,有清热利湿、退黄疸的作用。

京大戟

京大戟苦寒,有毒,功能攻泻水饮,为逐水猛剂。

京大戟能泻逐上、中、下三焦脏腑之水,毒性较甘遂小。(十枣汤)

甘遂能泻逐上、中、下三焦经髓之水,毒性较芫花小。(十枣汤)

芫花峻下逐水,兼除饮疾,毒性最大。(舟车丸)

六、温热药

附子

附子味辛、甘,性热,有毒,有回阳救逆,逐寒燥湿,温助肾阳的功能。其性走而不守,能内达、外彻,能升能降,用于周身经络、脏腑、血脉寒凝之症,以升、通、温、散而驱寒为要。

{
肉桂助肾阳，暖下焦，能引上浮之火下归于肾。（引火归原）（交泰丸）

附子回阳气，通行十二经，能追散失欲绝的元阳。（肾阳）（四逆汤）
}

{
白附子性偏上行，能祛风燥痰，偏用于头面风痰之疾，无助阳之功。（牵正散）

川附子回阳逐寒，兼能助肾阳。（右归丸）
}

肉桂

肉桂味辛、甘，性温，有温补肾阳、温中祛寒、宣导血脉、引火归原的功能。其性浑厚凝降，守而不走，偏暖下焦，能助肾中阳气，并能引火归原。

{
附子作用迅速急烈，能回阴寒症中散失的阳气。"救阴中之阳"，急救药中多用。（回阳救急汤）

肉桂作用和缓浑厚，以熄无根之火，"救水中之阳"，补益药中多用。（肾气丸）
}

{
干姜温中散寒，偏入脾经气分，回阳通脉，兼通心阳。（理中丸）

肉桂温中逐寒，偏入肾中血分，益肝扶脾，交通心肾。（右归丸）
}

干姜

干姜味辛，性热，主要功能为温中散寒、回阳通脉，能引血分药入血中气分而生血，引附子入肾而祛寒回阳，兼能助心肺阳气。

{
薤白辛温，入心经，通气滞，助胸阳而治胸痹。（瓜蒌薤白半夏汤）

干姜辛温入脾，兼入心、肺，助阳而补心气。（四逆汤）
}

{
炮姜温经止血，偏治少腹脾肾之寒。（生化汤）

干姜偏治胃脘及脐腹、心肺之寒。（理中丸）
}

川乌

川乌味辛,性大热,有大毒,功能同附子。

草乌

草乌味辛,性大热,有大毒,主要功能为搜风胜湿,驱寒开痹,破瘀散结,兼有开顽疾。其以毒攻毒之性,胜过附子和川乌。

吴茱萸

吴茱萸味辛苦,性热,有温胃散寒、疏肝燥脾、暖肾治疝的作用。

> 半夏止胃气不和、中焦有湿的呕吐。(小半夏汤)
> 吴茱萸止脾胃虚寒、厥气上逆的呕吐。(左金丸)

> 花椒偏治肾火衰微,肾经冷气上逆。
> 吴茱萸偏治浊阴不降,肝经厥气上逆,并能引热下行。(左金丸)

> 山茱萸滋厥阴(肝经)的阴液,温肝补肾而收虚汗、止遗精。
> 吴茱萸散厥阴的气郁,温肝暖脾而下降气,止寒呕。(左金丸)

花椒

花椒味辛,性热,有温中祛寒下气、杀虫等作用。

小茴香

小茴香味辛,性温,功能温肾祛寒,行气开胃,为治疝气疼痛要药。

> 生茴香偏于理气。(茴香橘核丸)
> 炒茴香偏于温肾。(天台乌药散)

$\left\{\begin{array}{l}\text{葫芦巴温肾散寒治疝,偏用于陈久痼寒。(葫芦巴丸)}\\\text{小茴香温肾散寒治寒疝。(茴香橘核丸)}\end{array}\right.$

$\left\{\begin{array}{l}\text{吴茱萸治寒疝,偏于温肝。(吴茱萸汤)}\\\text{小茴香治寒疝,偏于温肾。(茴香橘核丸)}\end{array}\right.$

丁香

丁香味辛,性温,有强烈的芳香气味,主要有暖胃、降逆、温肾三大作用。

$\left\{\begin{array}{l}\text{公丁香性味功用相同,药效迅速。}\\\text{母丁香性味功用相同,药效持久。}\end{array}\right.$

$\left\{\begin{array}{l}\text{柿蒂治呃逆,苦温降气。(瓜蒂散)}\\\text{丁香治呃逆,辛香暖胃降逆。(丁香柿蒂散)}\end{array}\right.$

高良姜

高良姜味辛,性热,有温胃散寒消食的作用。

$\left\{\begin{array}{l}\text{干姜温中的作用偏于脾,而温脾寒常用于治脐腹疼痛。(理中丸)}\\\text{高良姜温中的作用偏于胃,而散胃寒常用于治脘腹疼痛。(良附丸)}\end{array}\right.$

$\left\{\begin{array}{l}\text{生姜辛重于温,长于外达走表,祛外寒,止呕吐。(小半夏汤)}\\\text{高良姜温重于辛,长于温中走里,散内寒,止疼痛。(二姜丸)}\end{array}\right.$

$\left\{\begin{array}{l}\text{红豆蔻温肺散寒醒脾,消食解渴。}\\\text{高良姜温胃散寒、消食。(高良姜汤)}\end{array}\right.$

艾叶

艾叶味苦辛,性温,温中祛寒,有温暖子宫的作用。

{
艾叶温中祛寒,有温暖子宫、调经、安胎的作用。(艾附暖宫丸)

艾炭止血,用于下焦虚寒而致的月经过多、崩漏以及孕妇受寒,腹中疼痛、胎动不安等。(四生丸)

艾绒功用同艾叶,但优于艾叶。
}

七、理气药

陈 皮

陈皮味辛、苦,性温,是常见的理气药,兼有健脾燥湿化痰的功效。

{
化橘红化痰效力最大,对痰多、痰稠、痰黏者其化痰作用大于陈皮。(二陈汤)

广橘红偏于轻清入肺,适用于外感咳嗽痰多,胸闷者。(橘皮枳实生姜汤)

陈皮理气消胀的作用大于橘红。(平胃散)
}

{
橘络化痰通络,常用于咳嗽、胸胁闷痛及手指麻木等。

橘核散结止痛,常用于治疝气痛。(茴香橘核丸)

橘叶疏肝解郁,常用于治胸胁闷痛,乳房发胀等。
}

{
青皮偏入肝经,破气散滞,兼能治疝。(天台乌药散)

陈皮偏入脾胃,理气和胃,兼能化痰。(保和丸)
}

青 皮

青皮味苦辛,性温,功能破气消滞,亦能治疝。

{ 青皮主入肝经,破气开郁,亦治疝痛。(天台乌药散)

香附能通十二经气分,行气开郁,亦能调理经血。(香附归芎汤)

{ 枳实破气,苦寒而降,偏用于快利胸膈,消导肠胃积滞。(枳实导滞丸)

青皮破气,辛温而散,苦温而降,偏用于胁肋疼痛,破肝经气结。(青皮散)

枳实

枳实味苦、辛、酸,微寒,主要功能为破气消胀,导滞除痞。

枳壳

枳壳味苦、辛、酸,性微寒,功能与枳实相似,但力缓。

{ 青皮破肝经气结。(青皮散)

枳实破胃肠气结。(大承气汤)

{ 木香行肠胃滞气,偏于理气消胀。(香砂枳术丸)

枳实破肠胃结气,偏于除痞消积。(枳实消痞丸)

{ 枳实主入脾胃,偏于破气消积,破降下行力强。(曲麦枳术丸)

枳壳主入脾肺,偏于理气消胀,宽胸散结力强。(枳实薤白桂枝汤)

沉香

沉香味辛、苦,性温,降气温胃平喘,降中有升。

{ 旋覆花降肺脾痰气。(旋覆代赭汤)

沉香降脾胃逆气。(沉香四磨汤)

{ 槟榔降气,但偏于破泻下降,正气虚者禁用。(木香槟榔丸)

沉香降气,无破泻作用,不伤正气,"行气不伤气,温中不助火"。(沉香丸)

$$\left\{\begin{array}{l} 降香降血中之气血而止血。\\ 沉香降肾虚不纳之气而平喘。（黑锡丹）\end{array}\right.$$

檀香

檀香味辛性温,理气开郁,调脾肺,利胸膈。

$$\left\{\begin{array}{l} 沉香降气,降中有升,但偏于降气。\\ 檀香理气,升中有降,但偏于宣散气郁。\end{array}\right.$$

$$\left\{\begin{array}{l} 降香理气兼入血分,偏于治疗外伤,止血活血,消肿定痛。\\ 檀香偏于理气开郁,兼能治心脾诸痛。（沉香磨脾散）\end{array}\right.$$

川楝子

川楝子性寒,入肝经,行肝气,用于治疗肝气痛、肝气胀、胁痛、疝痛、胸脘满闷疼痛。

$$\left\{\begin{array}{l} 川楝子性寒,治疝。（金铃子散）\\ 荔枝核性温,治疝。（荔核散）\end{array}\right.$$

$$\left\{\begin{array}{l} 川楝子偏用于行肝理气治疝。（金铃子散）\\ 苦楝子偏用于杀虫。\end{array}\right.$$

荔枝核

荔枝核味甘、微苦,性温,有行散滞气的作用,适用于各种气滞作痛。

香附

香附味辛微苦,性平,是常用的理气开郁药,其性宣畅,能通行十二经、八脉的气分。"主一切气",解六郁(气、血、痰、食、火、湿),调月经。

> 香附辛平,偏于宣畅十二经气分,兼入血分。(香附归芎散)
> 木香辛温,偏于行肠胃滞气,兼入气分。(香砂六君子汤)

> 青皮入肝,破气散结,兼能治疝。(天台乌药散)
> 香附入肝,理气升郁,兼能调经。(香附归芎汤)

> 厚朴行气,偏用于消胀除满。(大承气汤)
> 香附行气,偏用于疏肝解郁。(柴胡疏肝散)

木香

木香辛苦,性温,能行肠胃滞气,疏肝解郁、和胃健脾,是常用的行气药。

治一切寒凝气滞疼痛。补药中少佐一些木香可免除滋腻、呆滞的弊病而增强疗效,如香砂六君子汤、归脾汤。

> 木香行气,偏用于行肠胃滞气而消胀,兼能燥湿治泄、实大肠。(香砂六君子汤)
> 砂仁行气,偏用于和中消食,除痞满,兼能引气归肾。(香砂六君子汤)

> 槟榔破气去滞消食,其性降,兼治脚气。(鸡鸣散)
> 木香行气消胀和肠胃,其性燥,兼能治痢。(香连丸)

> 乌药偏用于顺膀胱、肾之逆气。(天台乌药散)
> 木香可用于治冲脉、逆气、里急,奔豚气冲作痛。(导气汤)。

> 生木香行气,宜用生木香。(木香调气散)
> 煨木香治泄,实大肠宜用煨木香。(香连丸)

乌药

乌药味辛,性温,功能行气宽胀、顺逆止痛,温散肝肾之气疏达腹部逆气,是常用的温性行气药,亦能温肾缩小便。

> 乌药温肝肾、散冷气。(天台乌药散)
> 小茴香暖下焦,散寒邪而定疝痛。(茴香橘核丸)

> 香附行十二经滞气,开郁散结,偏入肝胆,长于治少腹气滞。
> 乌药顺膀胱、肾之逆气,缩尿,治疝,偏入肾经,长于治小腹气逆。(缩泉丸)

香橼

香橼味辛酸苦,性温。有理气、宽胸、化痰的作用,适用于肝气郁滞而致的胁痛、胃脘痛、脘腹满闷、嗳气呕吐等症。

> 香橼醒脾畅肺,兼能化痰。
> 玫瑰花疏肝和胃,兼能活血通络。

佛手

佛手味辛苦酸,性温,主要功用是理气和中、疏肝解郁。

> 佛手治呕的作用大于香橼。
> 香橼化痰的作用大于佛手。

> 佛手花偏用胸胁气滞作痛,并能开胃醒脾。
> 佛手偏用于中焦气滞,治疗胃痛、作呕。

> 陈皮化湿燥痰的作用大于佛手。
> 佛手疏肝解郁的作用胜于陈皮。

注：佛手与香橼均为理气药，但佛手药力缓和，药性和平，用于较轻之症。

偶有气郁、气滞重症，须配合其他理气药同用。

薤白

薤白味辛苦，性温，主要作用是助胸阳，开心窍，散胸中与大肠滞气，兼能活血。

{
薤白入心宣窍，行气活血而助心阳，偏用于治胸痹刺痛。（瓜蒌薤白半夏汤）
干姜温肺而助心阳，偏用于祛心肺寒邪。（小青龙汤）
}

{
细辛虽入心助阳，偏以入肺、肾为主，用于水停心下咳喘，吐涎沫。（麻黄附子细辛汤）
薤白虽能散大肠气滞，但主要入心助胸阳，用于心阳不振而致的胸痹。（瓜蒌薤白白酒汤）
}

柿蒂

柿蒂味苦涩，性平，能降逆气、止呃逆。

八、化湿药

厚朴

厚朴味苦、辛，性温，主要功能为下气、除满、燥湿消痰。

{
枳实破气，偏用于消积滞、除痞硬，兼能泻火。（曲麦枳术丸）
厚朴下气，偏用于消腹胀，除胃满，兼能燥湿。（平胃散）
}

{
大腹皮下气消胀，兼能利水，偏于腹部水肿，利水之力优于厚朴。（五皮饮）
厚朴下气消胀，能燥湿除满，偏用于腹胀便结，下气之力优于大腹皮。（大承气汤）
}

{
苍术燥湿,能除脾湿,升清气。(胃苓汤)

厚朴燥湿,能除胃满,降积滞。(平胃散)
}

{
青皮破肝气郁结,治易怒胁痛。(天台乌药散)

厚朴下胃肠积气,治胀满腹痛。(小承气汤)
}

{
厚朴花行气,偏用于中、上二焦。(藿朴茯苓汤)

厚朴下行,偏用于中、下二焦。(厚朴三物汤)
}

{
生厚朴偏于下气。(苏子降气汤)

姜厚朴偏于止呕。(半夏厚朴汤)
}

砂仁

砂仁味辛,性温,主要功能为行气调中、醒脾开胃,助消化,能引气归肾,兼有温肾化湿的作用。

{
蔻仁行气调中、和胃止呕的作用胜于砂仁。(白豆蔻汤)

砂仁行气调中、暖胃燥湿作用胜于蔻仁。(香砂枳术丸)
}

{
肉桂入肾,引火归原。(交泰丸)

砂仁入肾,引气归原。
}

白豆蔻

白豆蔻味辛,性温,为行气、化湿、健胃、止呕药。

草豆蔻

草豆蔻味辛,性温,主要有燥湿、温中、破气、开郁的作用。

{
草豆蔻入脾,偏于破气开郁、温中燥湿。(厚朴温中汤)

白豆蔻入肺,偏于行气宽膈,芳香燥湿的作用不如草豆蔻。(三仁汤)
}

$\left\{\begin{array}{l}\text{红豆蔻性热,偏用于温肺散寒、醒脾燥湿,无芳香行气作用。}\\ \text{草豆蔻性温,偏用于温中燥湿。(厚朴温中汤)}\end{array}\right.$

$\left\{\begin{array}{l}\text{肉豆蔻偏用于固涩大肠而止泻。(四神丸)}\\ \text{草豆蔻偏用于燥湿破气而开郁。(厚朴温中汤)}\end{array}\right.$

$\left\{\begin{array}{l}\text{草果辛香燥烈之气胜于草豆蔻,偏用于截疟消痰。(草果饮)}\\ \text{草豆蔻长于温中调气而化湿。(厚朴温中汤)}\end{array}\right.$

九、活血化瘀药

川芎

川芎味辛,性温,有行气活血、祛风、开郁等作用。为血中气药,上行头目,下行血海,辛温走窜,一往直前,走而不守。

$\left\{\begin{array}{l}\text{白芷治阳明经(前头部)风湿头痛。(川芎茶调散)}\\ \text{川芎偏于治少阳经(头部两侧)血瘀气滞头痛。(救脑汤)}\end{array}\right.$

延胡索

延胡索味辛、微苦,性温,主活血行气,行血中气滞,通气血瘀滞。本品通过活血行气而治一身上下各种疼痛。

$\left\{\begin{array}{l}\text{葫芦巴偏用于腹痛喜热,喜按者。(葫芦巴丸)}\\ \text{延胡索偏用于腹痛,拒按者。(安中散)}\end{array}\right.$

$\left\{\begin{array}{l}\text{香附主入气分,但行气之中兼行气中血滞,为气中血药。(柴胡疏肝散)}\\ \text{延胡索主入血分,但活血之中兼行血中气滞,为血中气药。(金铃子散)}\end{array}\right.$

{ 小茴香治疝瘕疼痛,偏重于理气。(茴香橘核丸)

延胡索治疝瘕疼痛,偏重于活血。

姜黄

姜黄味辛苦,性温,主要功用是破血行气,兼理血中气滞。

{ 姜黄破血行气,兼理血中气滞。(姜黄散)

片姜黄有入肩、背、手臂等处活血祛风而治风湿痹痛的特点。(五痹汤)

{ 郁金破血活瘀,苦寒入心,偏于活血。(宣郁通经汤)

姜黄破血活瘀,辛温入肝、脾,理血中之气。(推气散)

{ 莪术苦温,偏入肝经气分,兼破气中之血。

姜黄辛温,偏入肝经血分,兼行血中之气。

郁金

郁金味辛苦,性寒,主要有活瘀、凉血、行气、解郁的作用。

{ 川郁金活血化瘀的作用优于理气。(颠倒木金散)

广郁金行气解郁的作用优于活血。(宣郁通经汤)

{ 香附行气之中兼能理血。(香附归芎汤)

郁金破血之中兼能理气。(宣郁通经汤)

丹参

丹参味苦,性微寒,功能活瘀血、生新血、凉血、安神。

{ 当归性温,补血作用大于祛瘀。(四物汤)

丹参祛瘀生新而养血安神,偏入心经。(天王补心丹)

桃仁

桃仁味苦、甘,性平,主要有破血散瘀,润燥滑肠的作用。

$$\begin{cases} 杏仁泥入气分,用于大肠气秘而致的便秘。(麻子仁丸) \\ 桃仁泥入血分,用于大肠血秘而致的便秘。(润肠丸) \end{cases}$$

红花

红花味辛,性温,功能活瘀血,生新血,少用则活血养血,多用则破血行瘀。

$$\begin{cases} 南红花祛瘀活血,作用较强,而养血作用较差。(桃红四物汤) \\ 番红花性质较润,养血作用大于祛瘀作用,不能煎服。 \end{cases}$$

$$\begin{cases} 桃仁治瘀血,偏于局部,有形或无形或在下腹部。(桃核承气汤) \\ 红花治瘀血,偏于散在全身,无定处者。(桃红四物汤) \end{cases}$$

五灵脂

五灵脂味苦甘,性温,有活血散瘀、通利血脉之功。

$$\begin{cases} 五灵脂活血散瘀,通利血脉。(失笑散) \\ 五灵脂炭用于瘀血引起的出血过多,如妇女崩漏、痔疮出血。(五灵脂散) \end{cases}$$

蒲黄

蒲黄味甘,性平,生用性滑,有活血祛瘀、凉血利小便作用。

$$\begin{cases} 生蒲黄性滑,活血祛瘀,凉血利小便。(蒲黄散) \\ 炒蒲黄性涩,有止血作用。(蒲黄汤) \end{cases}$$

五灵脂活血散瘀,偏于温散。(失笑散)

蒲黄活血化瘀,兼能凉血止血。(蒲黄汤)

穿山甲

穿山甲(亦称炙山甲、炮山甲或炒甲片)味咸,性微寒,主要有通经络、活瘀血、消痈肿、下乳汁的作用。本品性善走窜,能直达病所。

地龙通经络,性偏下行,长于治腰膝腿脚之疾。(小活络丹)

穿山甲通经活络,力达全身,可用于身体任何部位的不通和疼痛。(趁风膏)

王不留行治由于血脉不通的乳汁不下。(涌泉散)

穿山甲偏于治由于经络阻滞的乳汁不下。(涌泉散)

皂荚刺破溃痈肿疮疡,兼能搜风消痰结。(皂荚丸)

穿山甲破溃痈肿疮疡,偏于通经活络,消肿排脓。(仙方活命饮)

王不留行

王不留行味苦,性平,其性走而不停,故称"不留",有通血脉、除风痹、下乳汁之效。

通草下乳,味淡体轻,能使阳明精气升发上达而下乳汁。(通乳汤)

王不留行下乳入阳明,入冲任血分,通血脉而下乳。(涌泉散)

泽兰

泽兰味苦、辛,性微温,行血、利水,补而不滞,行而不峻。常用于治疗月经不调,产后腹痛,产后水肿。

益母草行血利水,行血调月经的作用较优。(益母草膏)

泽兰行血利水,除行血通经外还有消水的作用,尤其是对与血分有关的水肿效果较好。如血臌。

牛膝

牛膝味苦酸,性平,主要功用是补肝肾,强筋骨,散瘀血,引药下行。牛膝入肝、肾二经,有下行之力,并能引药至腿,多作为治疗身体下部疾病的引经药。

怀牛膝偏补肝肾。(镇肝熄风汤)

川牛膝偏于散瘀血,并能祛风治痹。(血府逐瘀汤)

} 均入肝、肾二经,下行之气。

生牛膝用于散恶血,破瘀结,活血散瘀。(舒筋活血汤)

制牛膝用于补肝肾,壮筋骨,强腰膝。(独活寄生汤)

骨碎补

骨碎补味苦,性温,有活血、止血、补骨、接骨之功,兼能祛骨风,治牙痛。常用外伤骨折、肾虚久泻、骨痛、牙痛等。

补骨脂补肾,偏用于温补肾阳,治五更泄泻。(四神丸)

骨碎补补肾,偏用于祛骨中毒风,治痿痹骨折,兼能坚肾固齿。(骨碎补散)

续断疗折伤,主治在筋。(邱祖伸筋丹)

骨碎补疗折伤,主治在骨。(骨碎补散)

寻骨风治风寒湿痹之骨痛。

骨碎补治毒风瘀血之骨痛。(神效方)

刘寄奴

刘寄奴味辛苦,性温,专入血分,通行走散、破血通络,可用于血瘀经闭、产后瘀血作痛、跌打损伤等。

> { 骨碎补破血尚能补肾,长于治骨折。(骨碎补散)
> 刘寄奴破血通行走散,无补力,但外用能活血止血。(流伤饮)

苏木

苏木味甘、咸,性平,入三阴经,有活血化瘀、行血祛风的作用。

> { 红花行血长于破瘀,多用破血,少用养血。(血府逐瘀汤)
> 苏木行血长于祛风,多用破血,少用和血,并能祛风。(八厘散)

茜草

茜草(红茜草)味苦,性微寒,生用能行气活血,消瘀通经。

> { 茜草行气活血,消瘀通经。
> 茜草炭止血。(茜梅丸)

> { 紫草行血活血,偏于透发斑疹,兼通二便。(紫草消斑汤)
> 茜草行血活血,偏于通经活血,兼治崩漏、便血,止血优于紫草。(固冲汤)

赤芍

赤芍苦,性微寒,偏于活血散瘀,凉血消肿痛。

> { 白芍偏于养血柔肝,性收而补,善治血虚疼痛。(逍遥散)
> 赤芍偏于行血活血,性散而泻,善治血瘀疼痛。(少腹逐瘀汤)

> { 丹皮泻心经之火,除血中伏热而凉血和血。(犀角地黄汤)
> 赤芍泻肝经之火,行血中瘀滞而活血散瘀。(清肝散)

虻虫

虻虫味苦,性微寒,有小毒,有破血通瘀、消癥通经作用。

水蛭

水蛭味咸苦,性平,有毒,主要作用是破血通瘀散结。

> 水蛭破血通瘀,药力较缓而作用持久,偏入肝经、膀胱经,通瘀效果好。(抵挡汤)
>
> 虻虫破血通瘀,破血力较水蛭更猛峻,遍行经络,通利血脉。通瘀效果不如水蛭。(大黄䗪虫丸)

土鳖虫

土鳖虫味咸,性寒,有破瘀血、消癥瘕、续筋接骨的作用。

> 虻虫破血,遍行经络,能祛除真气通行难到之处的瘀血。(地黄通经丸)
>
> 土鳖虫破血搜剔血积,接补筋骨折伤又为其专长。(接骨紫金丹)

血竭

血竭味甘咸,性平,内服有活血止痛、化瘀止血的作用;外用有祛腐生肌、收疮口的作用。

十、止血药

白茅根

白茅根味甘,性寒,功能凉血止血、清热利水。本品味甘而不腻,性寒而不伤胃,利水而不伤阴,是常用的清热止血药。

$\left\{\begin{array}{l}\text{侧柏叶清血中湿热,苦涩而止血。(四生丸)}\\ \text{白茅根清血中伏热,甘寒而止血。(二鲜饮)}\end{array}\right.$

$\left\{\begin{array}{l}\text{芦根清热,偏于清气分的热,生津止渴。(五汁饮)}\\ \text{白茅根清热,偏于清血分的热,益胃止渴。(茅根汤)}\end{array}\right.$

$\left\{\begin{array}{l}\text{白茅根偏于止血。}\\ \text{生白茅根偏于清热利尿凉血。(茅根饮子)}\\ \text{鲜白茅根清热凉血效果好。(二鲜饮)}\end{array}\right.$

三七

三七味甘、微酸,性平,功能止血,散瘀消肿而定痛。

$\left\{\begin{array}{l}\text{白及止血偏于肺胃出血,如咳血吐血。(白及汤)}\\ \text{三七可用于一切出血。(七宝散)}\end{array}\right.$

$\left\{\begin{array}{l}\text{海螵蛸外用止血,其作用是敛涩而止血。}\\ \text{三七外用能黏合伤口,散瘀消肿止痛。(化腐生肌散)}\end{array}\right.$

藕节

藕节味甘、涩,性平,外用凉血止血,生用收涩止血,炒炭止血力强。

$\left\{\begin{array}{l}\text{棕榈炭收涩止血,收涩性强,宜用于出血而无瘀滞者。临证加用活血化瘀}\\ \text{药效果较好。(十灰散)}\\ \text{藕节炭兼有活血化瘀的作用,可单用。亦可与棕榈炭同用,以免留瘀弊}\\ \text{害。(小蓟饮子)}\end{array}\right.$

大蓟

大蓟味甘苦,性凉,主要功能是凉血、止血,兼能散瘀消肿。

> 大蓟凉血止血,兼能散瘀消肿。
> 小蓟凉血止血,兼治尿血。(小蓟饮子)

地榆

地榆味酸、苦、涩,性微寒,能清下焦血热而治大便出血。因有酸涩之性,故兼有止泻作用。

> 生地榆凉血清热的效果好。(地榆槐角丸)
> 地榆炭止血效果好。(地槐汤)

> 白及止血偏理上焦出血。(白及枇杷丸)
> 地榆止血偏理下焦出血。(地榆槐角丸)

> 棕榈炭止血,寒热出血时均可应用。(十灰散)
> 地榆炭止血,偏用下焦湿热的大便出血。(地榆槐角丸)

侧柏叶

侧柏叶味苦、涩,性寒,主要有益阴、凉血、止血的作用。

> 白茅根甘寒,凉血止血兼能泻火。(茅根饮子)
> 侧柏叶苦涩微寒,凉血止血,兼能养阴。

> 地榆酸寒收敛而止血,偏治下部的出血。(地榆槐角丸)
> 侧柏叶养阴凉血而止血,偏治上部的出血。(四生丸)

> 艾叶温通理血而止血。(胶艾汤)
> 侧柏叶清血中湿热而止血。(柏叶汤)

棕榈炭

棕榈炭味苦涩,性平,是一种收涩止血药。

$\left\{\begin{array}{l}\text{侧柏叶益阴凉血而止血,血证中的初、中、末三期均可使用。(四生丸)}\\\text{棕榈炭收涩止血,故血证初起瘀阻未尽者不宜使用。(十灰散)}\end{array}\right.$

$\left\{\begin{array}{l}\text{花蕊石涩而止血,但能化瘀血,下死胎。(花蕊石散)}\\\text{棕榈炭无化瘀止血的作用。(棕艾散)}\end{array}\right.$

白及

白及味苦甘涩,性寒,有止血、消肿、去腐、生肌,兼有补肺收敛的作用。

$\left\{\begin{array}{l}\text{荷叶炭、棕榈炭因收涩太过,不宜用于出血有瘀滞的情况。}\\\text{白及止血同时又有祛瘀生新的作用,虽久用也不发生瘀血。(白及汤)}\end{array}\right.$

$\left\{\begin{array}{l}\text{三七可止一切出血,亦可散瘀定痛。(化腐生肌散)}\\\text{白及偏于肺胃出血,亦可去腐生肌。}\end{array}\right.$

$\left.\begin{array}{l}\text{生藕节止血之中兼能养阴生津。}\\\text{白及止血之中兼能补肺收敛。}\end{array}\right\}$ 二药止血均不产生瘀血。

仙鹤草

仙鹤草味苦涩,性平,收敛止血,兼有治热痢的作用。

$\left\{\begin{array}{l}\text{益母草可用于子宫出血,但兼能活血祛瘀。(益母草膏)}\\\text{仙鹤草可用于子宫出血,但没有活血化瘀的作用。}\end{array}\right.$

十一、化痰止咳药

1. 温化寒痰药

半夏

半夏味辛,性温,有毒,有燥湿化痰,健脾胃和中降逆、止呕吐的作用。

$$\begin{cases} 法半夏偏用于化痰、燥湿、健脾胃。（二陈汤） \\ 姜半夏偏用于治呕吐。（小半夏汤） \end{cases}$$

$$\begin{cases} 清半夏化痰,燥湿,健脾胃。（温胆汤） \\ 半夏曲化痰兼能助消化。（藿香正气散） \end{cases}$$

天南星

天南星味苦、辛,性温,有毒,主要功能为燥湿化痰、祛风止痉、散结消肿。

$$\begin{cases} 天南星用于风痰上扰而致的眩晕、中风、惊风,能燥湿祛痰,通经络中的风痰。（导痰丸） \\ 胆南星其性寒凉,清热豁痰,用于痰热引起的癫痫、小儿惊风等。（五痫丸） \end{cases}$$

$$\begin{cases} 半夏化痰走而能守,主要是燥湿痰,健脾胃兼能止呕。（小半夏汤） \\ 胆南星化痰走而不守,主要是化经络风痰,用于中风、破伤风等。（导痰丸） \end{cases}$$

白附子

白附子味辛,性温,有毒,有祛风化痰,逐寒燥湿的功能,常用于治风痰。

$$\begin{cases} 川附子逐风痰,温水饮,偏于肾经,温助肾阳。（济生肾气丸） \\ 白附子祛风疾,散寒湿,偏于胃经,治上部头面游风。（牵正散） \end{cases}$$

$$\left\{\begin{array}{l}\text{白僵蚕偏于治风热痰结，喉痹咽肿。（六味汤）}\\\text{白附子偏于治风疾，治疗寒湿所致的头面诸病。（牵正散）}\end{array}\right.$$

白芥子

白芥子味辛，性温，主要功用为利气豁痰、消肿散结。

$$\left\{\begin{array}{l}\text{苏子降气化痰。（苏子降气汤）}\\\text{莱菔子行气消痰。（三子养亲汤）}\\\text{白芥子温肺豁痰。（三子养亲汤）}\end{array}\right.$$

$$\left\{\begin{array}{l}\text{葶苈子泻肺行水，偏治痰在胸膈。（葶苈大枣泻肺汤）}\\\text{白芥子辛温，利气豁痰，偏除痰在皮里膜外、胁旁。（控涎丹）}\end{array}\right.$$

皂荚

皂荚味辛、咸，性温，有小毒，为强烈的祛痰药，兼有开窍搜风的功能。

$$\left\{\begin{array}{l}\text{皂荚刺偏用于活血散结，用于痈肿未溃时。}\\\text{皂荚偏用于风痰。（通关散）}\end{array}\right.$$

$$\left\{\begin{array}{l}\text{白芥子辛窜，偏入皮里膜外、胸胁肋旁之处，而温化痰结。（控涎丹）}\\\text{皂荚辛咸，消痰结，偏用于痰盛咳逆、中风痰热及腹中痰积结块。（皂荚丸）}\end{array}\right.$$

2. 清热化痰药

川贝母

川贝母味苦、甘，微寒，功能润肺化痰、开郁宁心，常用于阴虚劳热所致的咳嗽。

浙贝母

浙贝母味苦,性寒,功能同川贝母,但辛散、清散之力大于川贝母,适用于外感咳嗽。

$$\begin{cases} 川贝母润肺化痰,开郁宁心。(二母丸)\\ 浙贝母辛散清热之力大于川贝母。(桑杏汤) \end{cases}$$

$$\begin{cases} 半夏性温燥,主要用于脾经湿痰。(二陈汤)\\ 贝母性凉润,主要用于肺经燥痰。(二母丸) \end{cases}$$

瓜蒌

瓜蒌味甘、微苦,性寒。主要功能为清热化痰,宽胸降气,润肠通便,并能治乳痈。

$$\begin{cases} 瓜蒌皮偏于宽胸理气。(小陷胸汤)\\ 瓜蒌仁偏于化痰及胸痛。\\ 全瓜蒌宽胸降气、润肠通便、消乳痈。(瓜蒌薤白半夏汤) \end{cases}$$

竹茹

竹茹味甘,性微寒,功能清热除烦、化痰止呕。

$$\begin{cases} 淡竹叶清上焦烦热,清心利水。(竹叶汤)\\ 竹茹清中焦烦热,和胃止呕。(橘皮竹茹汤) \end{cases}$$

$$\begin{cases} 半夏温燥化湿痰而止呕。(小半夏汤)\\ 竹茹甘寒,清热痰而止呕。(竹茹饮) \end{cases}$$

$$\begin{cases} 枇杷叶清肺胃之热,偏用于风热实火引起的咳嗽、呕吐。(枇杷清肺饮)\\ 竹茹清肺胃之热,偏用于虚热疾病而导致的心烦呃逆。(温胆汤) \end{cases}$$

竹沥

竹沥味甘,性寒,为祛痰要药,能通经络、四肢、皮里、膜外的痰浊。

> 白芥子性温,能除皮里、膜外之痰。(控涎丹)
>
> 竹茹性寒,偏于清经络之痰。(涤痰汤)

> 天竺黄清心经热痰,其性偏燥。(抱龙丸)
>
> 竹沥清心经热痰,其性滑利。(竹沥达痰丸)

天竺黄

天竺黄味甘,性寒,功能特点是清心经热痰而开窍醒神,豁痰定惊。

> 胆南星偏于涤清肺、脾、肝三经的热痰。(导痰丸)
>
> 天竺黄偏于清豁心经的热痰。(小儿抱龙丸)

> 川贝母燥化肺经之痰。(百合固金丸)
>
> 天竺黄定惊,除心经之痰。

桔梗

桔梗味苦、辛,性平,主要有宣通肺气、疏风解表、祛痰排脓、利咽等作用。

> 杏仁降肺气而化痰浊。(三拗汤)
>
> 桔梗升宣肺气而祛痰排脓。(杏苏散)

> 生薏米利湿排脓而治肺痈。(苇茎汤)
>
> 桔梗宣肺祛痰排脓而治肺痈。(桔梗汤)

昆布

昆布味咸,性寒,功能软坚散结、化痰消积。

海藻

海藻味苦、咸,性寒,功能与昆布相同,兼有利水作用。

> 海藻软坚散结化痰,药力和缓。(海藻玉壶汤)
> 昆布软坚散结,药力较雄悍而滑利。(海藻玉壶汤)
> 海带软坚散结,药力不及海藻及昆布。

旋覆花

旋覆花味苦、辛、咸,性温,主要功用是降气化痰行水。

> 旋覆花降气兼能消痰行水。(旋覆代赭汤)
> 苏子降气兼能开郁温中。(苏子降气汤)

> 海浮石治痰结如硬块。(清膈散)
> 旋覆花治唾,痰黏如胶漆。(金沸草散)

白前

白前味辛、苦,性微温,有下气消痰的作用。

> 前胡宣畅肺气,偏用于外感咳嗽。(杏苏散)
> 白前泻肺消痰,偏用于痰实气逆而致的咳喘。(止咳散)

> 旋覆花下行行水,偏用于胸膈痰结,坚痞痰唾黏如胶漆。(金沸草散)
> 白前降气消痰,偏用于胸胁逆气,肺中痰实的咳喘。(止嗽散)

3. 止咳平喘药

杏仁

杏仁味苦,性温,小毒,有降气平喘、除风散寒、润燥通肠等作用。

> 苦杏仁苦辛,力较急,适用于壮人、实证。(三拗汤)
> 甜杏仁甘辛,力较缓,适用于老人体虚及虚劳咳喘。(清燥救肺汤)

> 桃仁泥偏治大肠血秘。(五仁丸)
> 杏仁泥偏治大肠气秘。(五仁丸)

> 杏仁治喘。(麻杏石甘汤)
> 杏仁泥治咳喘兼大便秘者。

紫苏子

紫苏子味辛,性温,主要功能为下气平喘,消痰止嗽,利膈开郁。

> 莱菔子降气平喘、消痰破积之力优于苏子,偏于消腹胀。(三子养亲汤)
> 紫苏子降气平喘、下气开郁之力优于莱菔子,偏于利胸膈。(苏子降气汤)

紫菀

紫菀味苦辛,性微温,有化痰降气、清肺泄热、通调水道的作用。蜜炙后可增强其润肺止咳作用,用于肺痨咳嗽、肺燥干咳。本品辛而不燥,润而不寒,补而不滞,故无论内伤、外感所致的咳嗽均可随症加减。

> 款冬花偏于温肺,多用于寒性痰饮所致的咳嗽。
> 紫菀偏于升散,多用于风热郁肺的咳嗽。(止嗽散)

款冬花

款冬花味辛、微苦，性温，有温肺化痰、止咳平喘的作用。蜜炙后能润肺，是治疗咳嗽常用的药物。

{ 款冬花偏于治寒性咳嗽，热性咳嗽不宜用。（款冬煎）
  马兜铃偏于治火热咳嗽，寒凉咳嗽不宜用。（补肺阿胶汤）

{ 百部对新久咳嗽都可随症选用。（止嗽散）
  款冬花偏于日久咳嗽。（款冬花汤）

{ 紫菀偏于宣肺化痰而治咳。（止嗽散）
  款冬花偏于温肺化痰而治咳。（款冬煎）

百部

百部味甘苦，性微温，有润肺止咳作用。本品温而不燥，对新、久咳嗽都可采用。

{ 蜜百部润肺止咳。（止嗽散）
  生百部能杀蛔，去头虱。

马兜铃

马兜铃味苦，性寒，有清肺热、降气而止咳的作用，并能泻大肠之热而治痔疮肿痛。

{ 桔梗治咳，偏于开通疏通，适用于感冒外邪的新咳。（桑菊饮）
  马兜铃治咳，偏于清降凉肺，适用于咳久的肺热咳嗽。（补肺阿胶汤）

{ 前胡宣散外感风热，祛痰降气而止咳。（杏苏散）
  马兜铃清泻嗽久而生的肺热，凉肺降气而止咳。（补肺阿胶汤）

{ 马兜铃清肺气、降气而止咳。（补肺阿胶汤）
  青木香有清热解毒，消肿止痛的作用。

枇杷叶

枇杷叶味苦，微寒，有泻肺降火、清热化痰、和胃降气的作用。

{ 桑白皮治肺热咳嗽，兼能泻肺行水。（泻白散）

{ 枇杷叶治肺热咳嗽，兼能降气和胃。（枇杷清肺饮）

{ 马兜铃清肺，兼能清大肠热而治痔瘘。（地榆槐角丸加味）

{ 枇杷叶清肺热，兼能清胃热而降逆止呕。（橘皮半夏竹茹汤加味）

桑白皮

桑白皮味甘，性寒，功能泻肺火、降肺气、利小便。

{ 桑叶凉血、祛风、清热。（桑菊饮）

{ 桑枝利关节、达四肢，治风湿痹痛。（桑枝汤）

{ 桑皮泻肺火、降肺气、利小便。（泻白散）

{ 地骨皮清肺中火热，入肺中血分，降肺中伏火，兼能除虚热。（秦艽鳖甲汤）

{ 桑白皮清肺中火热，入肺中气分，泻肺中实火，兼能利小便消肿。（五皮饮）

{ 车前子利小便，偏于利水之下窍。（八正散）

{ 桑白皮利小便，偏于利水之上窍。（五皮饮）

{ 蜜桑皮可减轻其寒性，有润肺功能。（泻白散）

{ 生桑皮多用于利水。（五皮饮）

葶苈子

葶苈子味辛、苦，性寒，功能泻肺降气，逐痰饮、消水肿。

{ 大黄泻热，并能涤荡肠胃热结。（大承气汤）

{ 葶苈子泻火，并能清除膀胱积水。（己椒苈黄丸）

十二、补益药

1. 补气药

人参

人参味甘,微苦,生者性平,熟者性温。功能补五脏、安精神、健脾补肺,益气生津,大补人体元气。

> 红人参补气之中带有健脾,温燥之气能补充阳气,适用于急救回阳。（回阳救急汤）
>
> 生晒参性较平和,不温不燥,既可以补气,又能生津,适用于扶正祛邪。（四君子汤）
>
> 白人参性最平和,但效力相对较小,适用于健脾益肺。
>
> 高丽参有红、白、生晒之分,效力同上。
>
> 野山参大补元气,无温燥之性,补气之中兼能滋养阴津。
>
> 太子参味甘、苦,性平,功能益气健脾,但效力小,适用于气血不足,津液缺乏之口干症等。

党参

党参味甘平,主要功能为补气健脾,常作为人参代用品,治疗气虚证。

> 黄芪补气,既能补脾气,又能益肺固表,无生津之效,兼能利水。（补中益气汤）
>
> 党参补气,能健脾补气,无固表之力;能益气生津,无利水作用。（四君子汤）

> 白术补气,主要是补脾气,并能健脾燥湿。（四君子汤）
>
> 党参补气,脾肺兼补,但燥湿之力不如白术。（四君子汤）

> 黄精补气兼能纳心肺,填精髓,助筋骨,但性质平和,其效缓慢,久服才有
> 效。(黄精方)
>
> 党参补气,其效迅速。(补中益气汤)

黄芪

黄芪味甘,性微温,功能固卫气,固表,补中气,升清气,托疮毒,利小便。

> 生黄芪偏于走表,能固表止汗,托里排脓,敛疮收口。(牡蛎散)
>
> 炙黄芪重在走里,能补中益气,升中焦清气,补气生血利尿。(补中益气汤)
>
> 黄芪皮功能同黄芪,但重于走表,偏用于固表止汗,治疗气虚水肿。

白术

白术味甘、苦,性温,功能健脾益气、燥湿利水、和中安胎,是常用的补气药,与
补血药同用可补血。

> 党参、人参补气,偏于补脾胃之气,适用于补虚救急。
>
> 白术补气,偏于健脾,补中焦以生气,适用于生气血以治虚。(归脾汤)

> 苍术健脾燥湿,芳香苦涩,其性燥烈,兼能升阳散郁,燥湿升散之力优于白
> 术,健脾补气生血之力不如白术。(平胃散)
>
> 白术健脾燥湿,健脾补血。(归脾汤)

> 生白术适用于健脾益气生血。(归脾汤)
>
> 炒白术适用于健脾燥湿。(四君子汤)
>
> 焦白术适用于助消化,开胃口,散癥瘕。
>
> 土白术适用于健脾胃而止泄泻。

山药

山药味甘,性平,功能补脾胃,益肺气,强肾固精,治带下。

生山药补脾胃,益肺气,强肾生精,用治消渴。(六味地黄丸)

炒山药补脾胃,益肺气,治带下。(完带汤)

白术燥湿健脾,益气生血之力大于山药。(归脾汤)

山药补肾强精之力大于白术。(左归丸)

炒薏仁健脾止泻,偏于利湿以健脾。(参苓白术散)

炒山药健脾止泻,偏于补脾肾而固涩。(右归丸)

白扁豆

白扁豆味甘,性微温,功能健脾养胃、消暑祛湿,常用于调理脾胃的方剂中。本品补脾不腻,化湿不燥,对脾胃虚寒有好处。

生扁豆消暑祛湿。(香薷散)

炒扁豆健脾养胃。(参苓白术散)

扁豆花解散暑邪之力大于扁豆。

扁豆健脾祛湿之力大于扁豆花。(参苓白术散)

扁豆衣清暑热、利暑湿之力胜于扁豆,但健脾扶正之力不如扁豆。

绿豆性凉,能清心胃之暑,兼能祛湿解毒。

扁豆性微温,能消脾胃之暑,并能健脾扶正。

甘草

甘草味甘,性平,能补脾、清热、解毒、缓急,调和诸药之药。

炙甘草补中益气。(四君子汤)

生甘草清热解毒。(龙胆泻肝汤)

生草梢治尿道疼痛,适用于淋病。(导赤散)

生草节适用于清热解毒,利关节。

粉甘草适用于清内热,泻心火。

大枣

大枣味甘性温,能补脾和胃,增强脾胃功能。有止泻、生津、补养强精的作用,并能缓和药性,解毒,保护脾胃。

{ 大枣益脾,偏于利湿和胃,治脾虚。(异功散)
  龙眼肉益脾,偏于养心补血,治心虚。(归脾汤)

{ 饴糖味甘益脾,偏于缓急和中,治中虚作痛。(小建中汤)
  大枣味甘益脾,偏于益气养血,兼能养心,治脾虚心慌如悬。(甘麦大枣汤)

2. 补阳药

鹿茸

鹿茸味甘咸,性温,有补肾阳、强筋骨、益精髓、养血等功能。

鹿角胶

鹿角胶味甘咸,性温,温补下元、调督脉之血、生精血、止血崩,功能与鹿角大致相似,但补力较缓。

{ 鹿角活血消肿之力大于鹿角胶。(阳和汤)
  鹿角胶滋补、止血之力大于鹿角。(左归丸)

{ 龟甲胶为滋补药,偏于滋阴。(左归丸)
  鹿角胶补阴之中兼能补阳。(右归丸)

鹿角

鹿角味咸,性温,补肾阳、益精血,作用同鹿茸,但作用较缓。

$$\left\{\begin{array}{l}\text{生鹿角偏于助阳活血,散瘀消肿。}\\\text{制鹿角偏于温补肝肾,滋养精血。}\\\text{鹿角霜温补之力小于鹿角和鹿角胶。}\end{array}\right.$$

巴戟天

巴戟天味辛甘,性微温,为补肾阳药,兼有祛风寒湿痹的作用。

$$\left\{\begin{array}{l}\text{巴戟天补肾阳,偏于入肾经血分,且无燥性。(赞育丸)}\\\text{淫羊藿补肾阳,偏于入肾经气分,并有燥性。(填精补髓丹)}\end{array}\right.$$

$$\left\{\begin{array}{l}\text{肉苁蓉补肾阳兼能润燥通便。(润肠丸)}\\\text{巴戟天补肾阳兼能祛风寒湿痹。(金刚丸)}\end{array}\right.$$

淫羊藿

淫羊藿味辛甘,性温,是常用的补肾阳药,兼有强筋骨、祛风湿的作用。

仙茅

仙茅味辛,性热,有小毒,为温肾壮阳药,兼有暖胃的功效。

肉苁蓉

肉苁蓉味甘咸,性温,为补肾阳药,兼有润肠通便的作用。

$$\left\{\begin{array}{l}\text{肉苁蓉通便,善于滋肾润便。(润肠丸)}\\\text{火麻仁通便,善于滋脾润肠。(麻子仁丸)}\end{array}\right.$$

益智仁

益智仁味辛,性温,有温脾肾、燥脾湿、摄涎唾、缩小便的作用。

$$\left\{\begin{array}{l}\text{覆盆子补肾、缩小便的作用大于益智仁,燥性大。(五子衍宗丸)}\\\text{益智仁燥脾、摄涎唾的作用大于覆盆子,涩性大。(益智散)}\end{array}\right.$$

菟丝子

菟丝子味甘辛,性温,为补肝肾药,用于肝肾不足所致的腰膝疼痛,阳痿遗精,视力减退,小便淋沥。

$$\left\{\begin{array}{l}\text{菟丝子补肾偏于益精,温而不燥,很少外用。(左归丸)}\\\text{蛇床子补肾偏助肾阳,并可外用,祛湿治阴痒。(赞育丸)}\end{array}\right.$$

杜仲

杜仲味甘,性温,是常用的补肝肾、强筋骨、壮腰膝的药物,并兼有安胎之功。

$$\left\{\begin{array}{l}\text{杜仲能促进筋骨离断的部分结合起来。(独活寄生汤)}\\\text{续断能促进筋骨折断的部分接续起来。(邱祖伸筋丹)}\end{array}\right.$$ 两药同用,能加强补骨强筋壮腰的作用。

$$\left\{\begin{array}{l}\text{寄生祛风湿、益血脉,适用于肾经血虚、风湿乘袭所致的腰痛。(独活寄生汤)}\\\text{杜仲温气、燥湿,适用于肾经气虚、寒湿交阻所致的腰痛。(三痹汤)}\end{array}\right.$$

$$\left\{\begin{array}{l}\text{寄生益肝肾、养血而使胎牢固。}\\\text{杜仲补肝肾,肝肾足而胎自安。}\end{array}\right.$$

续断

续断味甘苦辛,性微温,补肝肾、续筋骨、益血脉、利关节,为安胎之药。

$$\left\{\begin{array}{l}\text{杜仲入肾经气分,偏治腰膝酸痛。(青娥丸)}\\\text{续断入肾经血分,偏治腰膝关节不利,行动艰难。(续断丸)}\end{array}\right.$$

狗脊兼入督脉,偏治腰脊僵痛,兼能祛风湿。(狗脊丸)

续断偏治腰膝、腿足疼痛,兼能活血。(续断丸)

狗脊

狗脊味苦甘,性温,能补肝肾,强腰膝,兼能除风湿。

狗脊兼入督脉,偏治腰脊部僵痛,兼能祛风湿。(狗脊丸)

续断偏治腰膝腿疼痛,兼能活血。(续断丸)

沙苑子

沙苑子味甘,性温,为补肾固精药。

刺蒺藜散瘀调肝。(白蒺藜散)

沙苑子补肾益精。(金锁固精丸)

菟丝子补肾益精,稍温而不燥,偏于生精强肾,可治久无子女。(五子衍宗丸)

沙苑子补肾益精,温肾助阳,偏治遗精阳痿,兼能明目。(金锁固精丸)

紫河车

紫河车味甘、咸,性温,大补气血,为滋补强壮药,可用于各种虚损。

鹿茸补肾、督脉的阳气,并能生精益髓。(参茸固本丸)

紫河车补肝、肾的阳气,功能益血助气。(河车大造丸)

葫芦巴

葫芦巴味苦,性温,有温补肾阳、散寒除湿的作用,用于治疝气疼痛。

$\left\{\begin{array}{l}\text{小茴香治疝,偏于行气散寒。(茴香橘核丸)}\\\text{葫芦巴治疝,偏于温肾散寒。(葫芦巴丸)}\end{array}\right.$

3. 补血药

当归

当归味辛、微苦,性温,是治血分最常用的药,能使血气归其所,有补血活血调血、调月经之功。

$\left\{\begin{array}{l}\text{白芍偏于养阴,其性静而主守,血虚生热者宜用。(四物汤)}\\\text{当归偏于温阳,其性动而主走,血虚有寒者宜用。(四物汤)}\end{array}\right.$

$\left\{\begin{array}{l}\text{当归偏于行气活血。(血府逐瘀汤)}\\\text{土当归用于血虚而兼有大便溏软者。}\\\text{当归炭用于止血。}\end{array}\right.$

$\left\{\begin{array}{l}\text{当归头、尾偏于活血、破血。(桃红四物汤)}\\\text{当归身偏于补血。(当归补血汤)}\\\text{全当归既可补血,又可活血。(四物汤)}\\\text{当归须偏于活血通络。}\end{array}\right.$

熟地黄

熟地黄味甘,性微温。功能补血生精、滋肾养肝,是常用的滋阴补血药。

$\left\{\begin{array}{l}\text{阿胶补血兼能止血,滋养肝肾兼能滋养肺阴。(胶艾汤)}\\\text{熟地黄补血兼能填精髓,滋养肝肾兼能养心血。(右归丸)}\end{array}\right.$

$\left\{\begin{array}{l}\text{桑椹补肝肾,其性偏凉,补血之力不如熟地黄。(首乌延寿丹)}\\\text{熟地黄补肝肾,其性偏温,滋阴补血之力大于桑椹。(大补阴丸)}\end{array}\right.$

当归补血,性主动,生新血而补血。(当归补血汤)

熟地黄补血,性主静,滋阴精而养血。(四物汤)

何首乌补肝肾,补血之力不如熟地黄。不寒不燥,不腻膈不害胃,又有养血祛风之功。

熟地黄补肝肾,乌须黑发之力不如何首乌。填精益髓之力优于何首乌。

阿胶

阿胶性味甘平,有补血滋阴、润燥、止血的作用。

阿胶滋阴补血,润燥滑肠。可用于妇人产后便秘、老人肠燥便秘。

阿胶珠以蛤粉炒,用于润肺化痰。(清燥救肺汤)

阿胶珠以蒲黄炒,用于止血。(胶艾汤)

熟地黄滋阴补血,偏于补肾阴,填精髓而补血。(左归丸)

阿胶滋阴补血,偏于润肺养肝,补血而滋阴,亦能止血。(补肺阿胶汤)

黄明胶(牛皮胶)功能同阿胶,但补益之功不如阿胶,亦有活血解毒作用。

阿胶滋阴补血。

白芍

白芍味酸苦,性微寒,有养血荣筋、缓急止痛、柔肝安脾之功。

生白芍养阴补血柔肝。(逍遥散)

酒白芍和中缓急。(芍药甘草汤)

土白芍安脾止泻。

赤芍偏于行血散瘀,泻肝火,散而不补。(芍药清肝散)

白芍偏于养血益阴,养肝阴,补而不散。(保阴煎)

$$\left\{\begin{array}{l}\text{当归入肝,能升肝阳,性主动。}\\\text{白芍入肝,能敛肝阳,性主静。}\end{array}\right\}\begin{array}{l}\text{二者合用可}\\\text{补其偏。}\end{array}$$

$$\left\{\begin{array}{l}\text{熟地黄补血,以入肾生精为主,性甘温。(右归丸)}\\\text{白芍补血,以入肝养阴为主,性酸寒。(四物汤)}\end{array}\right.$$

何首乌

何首乌味甘苦涩,性微温。能养血益精,平补肝肾,乌须发,兼能润便、滑肠。治瘰疬,治疟。

$$\left\{\begin{array}{l}\text{熟地黄滋补肝肾,填精生髓之力大于何首乌,但滋腻太甚。(右归丸)}\\\text{何首乌不寒不燥,不滋腻,不害胃,养血祛风之功为熟地黄所不及,宜长}\\\text{期慢补。(首乌延寿丹)}\end{array}\right.$$

$$\left\{\begin{array}{l}\text{黄精补而不腻,偏于补中益气,润肠,养肺胃之精。}\\\text{何首乌偏于滋补肝肾,养血益精。(七宝美髯丹)}\end{array}\right.$$

$$\left\{\begin{array}{l}\text{生首乌治瘰疬,解疮毒,通便结。(何人饮)}\\\text{制首乌补肝肾,强筋骨,养血固精。(首乌延寿丹)}\end{array}\right.$$

4. 补阴药

沙参

沙参味甘苦,性微寒,功能养阴、润肺、清热。

$$\left\{\begin{array}{l}\text{南沙参体轻质软,性味甘寒,清肺火而益肺阴,适用于气阴两伤之干咳。}\\\text{北沙参体重质坚,性味甘苦微寒,用于养阴清肺、生津益胃。有外感者不}\\\text{宜用。(沙参麦冬汤)}\end{array}\right.$$

{ 党参补·肺脾之气。（四君子汤）
{ 沙参补肺胃之阴。（益胃汤）

麦冬

麦冬味甘、微苦，性微寒，有滋阴润肺、养阴清心、生津益胃、润肺利咽之功。

{ 天冬滋阴，甘、苦、寒，偏用于清热降火，兼能滋肾阴、降肾火。（天王补心丹）
{ 麦冬滋阴，甘苦而微寒，偏于润肺宁心，兼能养胃阴、止烦渴。（清燥救肺汤）

{ 川贝母润肺止咳，偏于散肺郁而化痰，能开心郁而清热。（二母丸）
{ 麦冬润肺止咳，偏于滋肺阴而清热，兼能养胃阴而止渴。（麦门冬汤）

天冬

天冬味甘苦，性寒，滋阴清热、润燥生津，多用于肺胃阴虚之证。

{ 石斛滋肾阴，兼能养胃生津。（石斛夜光丸）
{ 天冬滋肾阴，兼能清肺润燥。（三木汤）

石斛

石斛味甘，性寒，有滋阴清胃、清热生津、益肾强筋骨等作用。

{ 金石斛偏于养胃阴，补肾精。
{ 霍石斛常用于老人、虚人、阴液不足者。（石斛夜光丸）
{ 鲜石斛清热生津、解渴之力较佳，多用于温热病。

{ 玉竹养阴，淡甘平，滋肺胃之阴而除燥热，补而不腻。（沙参麦冬汤）
{ 石斛养阴，能清肾中浮火而摄元气，除胃中虚热而止烦渴，清中有补，补
中有清。

黄精

黄精性味甘平,有补脾气、养胃阴、润心肺作用。前人经验认为黄精可代参、芪,玉竹可代参、地。

　党参补气健脾,无固表之力;能益气生津,无利水作用。(四君子汤)
　黄芪补气,既能升补脾气,又能益肺固表,无生津之效,兼能利水。(玉屏风散)

　白术补气,主要补脾气,并能健脾燥湿。(四君子汤)
　党参补气,脾肺俱补,但燥湿之力不如白术。(六君子汤)

　黄精补气,兼能润心肺,填精髓,助筋骨,性质平和但效缓慢。(黄精膏方)
　党参补气,其效迅速。(四君子汤)

玉竹

玉竹味甘,微寒,功能滋养气血、平补肺胃、益阴润燥。

　玉竹养阴,偏在肺胃,性平而不害胃,虽养胃阴但不妨脾阳。(沙参麦冬汤)
　天冬滋阴,偏在肺肾,且性寒滞胃。

百合

百合味甘,性寒,常用为敛阴润肺和清心安神药。

　百合甘敛润肺,偏治肺阴之虚燥。(百合固金汤)
　五味子味酸而收,偏治肺气之浮散。(都气丸)

　百部温肺化痰而治嗽,并可杀虫。(止嗽散)
　百合甘敛润肺而治嗽,并可宁心。(百合固金汤)

女贞子

女贞子味甘苦,性凉,主要功效为养阴益精、平补肝肾、除虚热、乌须发、聪耳目。本品性质平和,补阴而不腻滞,适于久服,不像生地黄、熟地黄容易腻滞,但滋补之力不如二地。

> 女贞子性质平和,补阴而不腻滞,适于久服。(二至丸)
> 生、熟地补阴而腻滞,滋阴之力强于女贞子。(六味地黄丸)

> 何首乌补肝肾,乌须发,偏走血分,其性微温。(七宝美髯丹)
> 女贞子补肝肾,乌须发,兼传气分,其性微凉。(二至丸)

墨旱莲

墨旱莲味甘酸,性寒,主要功效为补肾滋阴、凉血止血。

> 墨旱莲偏于补肾,滋阴止血。(二至丸)
> 红旱莲偏于凉血,化瘀清热,并能治疮疡。

枸杞子

枸杞子味甘,性平,有滋补肝肾、益精明目之功。

> 山萸滋肝肾,兼能收肝胆之火。(六味地黄丸)
> 枸杞子滋肝肾,兼能益肾中之阳。(五子衍宗丸)

> 桑椹滋阴补血,益脑润燥。(生发饮)
> 枸杞子滋养肝肾,益精明目。(杞菊地黄丸)

桑椹

桑椹味甘酸,性寒,为滋阴补血药。

$\left\{\begin{array}{l}\text{黑桑椹滋阴补血,功力大。} \\ \text{红桑椹滋阴补血,功力小。}\end{array}\right.$

黑芝麻

黑芝麻味甘,性平,补肝肾、益精血、润肠燥。

$\left\{\begin{array}{l}\text{黑芝麻乌须发,兼能润便。(扶桑至宝丹)} \\ \text{何首乌乌须发,兼能养血。(首乌延寿丹)}\end{array}\right.$

龟甲

龟甲味咸、微甘,微寒,益肾健骨,养血补心。为滋阴潜阳药,以滋阴为主。

$\left\{\begin{array}{l}\text{龟甲胶甘平,滋阴补血力量比龟甲更好,并有止血作用。(左归丸)} \\ \text{龟甲甘凉,滋阴潜阳,通脉消癥瘕力量强。(镇肝熄风汤)}\end{array}\right.$

$\left\{\begin{array}{l}\text{鹿茸通督脉,补肾阳。(人参鹿茸丸)} \\ \text{龟甲偏于通任脉,补肾阴。(虎潜丸)}\end{array}\right.$

$\left\{\begin{array}{l}\text{玳瑁长于平肝潜降。} \\ \text{龟甲长于滋阴降火,偏于收敛。(大补阴丸)}\end{array}\right.$

$\left\{\begin{array}{l}\text{鹿角胶补阴中之阳,通督脉之阳。(右归丸)} \\ \text{龟甲胶收孤阳之汗,安欲脱之阴。(大定风珠)}\end{array}\right.$

十三、芳香开窍药

麝香

麝香味辛,性温,功能开心窍,通经络,通行十二经上下,内透骨髓,外彻皮毛,为芳香走窜之品,兼能开利关窍。

{ 麝香走窜飞扬,其性温,通经活络的效力强于冰片。孕妇忌用。
  冰片走窜开窍,其性凉,清热解毒的效力优于麝香。(八宝丹)

冰片

冰片又名龙脑香,味辛苦,性微寒,香窜善走,无处不到。能散郁火,通诸窍,兼能清心醒脑,去目赤云翳。

{ 樟脑辛热除湿,不善走窜,常作外用而杀虫防腐。
  冰片辛苦微寒,走窜迅速,无处不达,能透骨髓散邪外出。(安宫牛黄丸)

石菖蒲

石菖蒲味辛苦,性温,主要有开通心窍、宣气除痰、聪耳目、发声音的作用。

{ 远志入心开窍,交通心肾而补心益肾,偏用于惊悸、善忘、失眠、失神。(天王补心丹)
  石菖蒲入心开窍,宣气除痰而益心肝,偏用于痰气逆心(神昏)、耳聋、目瞀、失语。(涤痰汤)

十四、安神药

1. 重镇安神药

朱砂

朱砂味甘,性微寒,为重镇安神药。清心镇惊,安神,明目,并有解毒作用。

$\left\{\begin{array}{l}\text{生铁落重镇心肝,坠痰下气,偏治癫狂善怒。(生铁落饮)} \\ \text{朱砂镇心降火,偏治心经邪热,神昏谵狂。(朱砂安神丸)}\end{array}\right.$

磁石

磁石味咸,性寒,为重镇之药,有镇惊安神、补肾纳气、镇肝潜阳、耳聪明目作用。

$\left\{\begin{array}{l}\text{磁石镇纳少阴上浮之火,使心肾相交而定志安神,偏入肝肾。(磁朱丸)} \\ \text{生赭石镇厥阴心包之气,除血脉中热,养血镇逆兼能降肝阳,偏入心肝。}\end{array}\right.$

$\left\{\begin{array}{l}\text{紫石英重镇,能补心肝血分而温暖子宫。} \\ \text{磁石重镇,能补肾养肝而纳气归肾。(朱砂丸)}\end{array}\right.$

$\left\{\begin{array}{l}\text{黑铅纳肾气,是由上而下,镇降肾气之上逆。} \\ \text{磁石纳肾气,是由下而上,引肺气下降,纳气以归肾。(耳聋左慈丸)}\end{array}\right.$

龙骨

龙骨味甘,涩,性平,有镇惊安神、平肝潜阳的功能。

$\left\{\begin{array}{l}\text{龙齿安神镇静作用大于龙骨。} \\ \text{龙骨固涩下焦精气作用大于龙齿。(金锁固精丸)}\end{array}\right.$

$\left\{\begin{array}{l}\text{牡蛎平肝潜阳,兼能软坚散结,降痰除瘕。(桂枝甘草龙骨牡蛎汤)} \\ \text{龙骨平肝潜阳,兼有止痢,止血功效。(镇肝熄风汤)}\end{array}\right.$

琥珀

琥珀味甘,性平,有镇惊安神、利水通淋、散瘀血三大作用。

$\left\{\begin{array}{l}\text{朱砂重镇清热而安神。(朱砂安神丸)} \\ \text{琥珀镇惊通窍而安神。(琥珀定志丸)}\end{array}\right.$

$\left\{\begin{array}{l}珍珠母镇心平肝而安神,兼能去目翳、收疮口。(珍珠母丸) \\ 琥珀镇惊通窍而安神,兼能利水通淋。(琥珀养心丸)\end{array}\right.$

牡蛎

牡蛎味咸涩,性寒。生用有养阴潜阳,清热解渴,软坚散结作用;煅用缩小便,止带下作用。

$\left\{\begin{array}{l}生牡蛎养阴潜阳,清热解渴,软坚散结。(镇肝熄风汤) \\ 煅牡蛎可加强收涩固涩,有缩小便、止带下的作用。(牡蛎散)\end{array}\right.$

$\left\{\begin{array}{l}海蛤壳咸而化痰,偏于治咳嗽,痰黏稠,不易咳出。(黛蛤散) \\ 牡蛎咸而化痰,偏于软坚散结,治瘰疬痰核,散癥瘕。(消瘰丸)\end{array}\right.$

2. 养心安神药

酸枣仁

酸枣仁味甘酸,性平,有养肝宁心、安神敛汗作用。

$\left\{\begin{array}{l}酸枣仁治肝胆不足,虚烦神怯不得眠。(酸枣仁汤) \\ 黄连治心火亢盛,心中烦热不得眠。(交泰丸)\end{array}\right.$

$\left\{\begin{array}{l}炒酸枣仁治失眠。(天王补心丹) \\ 生枣仁治多眠,历代医家认为是酸枣肉。\end{array}\right.$

柏子仁

柏子仁味甘,性平,为养心安神、润燥通便药。

首乌藤

首乌藤味甘,性平,养血安神、祛风通络。

$$\left\{\begin{array}{l}\text{柏子仁治心虚的失眠。(柏子仁丸)}\\\text{合欢花治肝郁的失眠多梦。}\\\text{首乌藤治血虚心烦的失眠。}\end{array}\right.$$

$$\left\{\begin{array}{l}\text{柏子仁偏治血虚肠燥的便秘。}\\\text{郁李仁偏治幽门气结所致的便秘。}\end{array}\right.$$

远志

远志味苦辛,性温,安神益智,祛痰开窍,交通心肾。用于心肾不交、痰阻心窍的失眠。

十五、息风药

1. 平抑肝阳药

石决明

石决明味咸,性寒,功能平肝潜阳、清肝明目,是治疗肝阴不足、肝阳亢盛的常用药。

$$\left\{\begin{array}{l}\text{生石决明养肝阴,清肝热,潜镇肝阳力量较强。(天麻钩藤饮)}\\\text{煅石决明潜肝清热力量较弱。}\end{array}\right.$$

$$\left\{\begin{array}{l}\text{牡蛎潜阳,偏于养心安神,主收。(桂枝甘草龙骨牡蛎汤)}\\\text{石决明潜阳,主入肝经,潜降肝阳上扰,主降。(天麻钩藤饮)}\\\text{珍珠母潜阳,偏于养心安神。(珍珠母丸)}\end{array}\right.$$

珍珠母

珍珠母味咸,性寒,功能降心火,清肝热,潜肝阳,安心神。

- 珍珠母偏于心肝阴虚,心经有热的失眠。(珍珠母丸)
- 远志偏于心肾不交,痰阻心窍的失眠。(天王补心丹)
- 首乌藤偏于心肝阴血亏虚,心神失养之失眠。
- 酸枣仁偏于肝胆血虚的失眠。(酸枣仁汤)
- 柏子仁偏于心血不足的失眠。(柏子仁丸)

- 珍珠母潜阳,偏降心火,常用于心经神志病。(珍珠母丸)
- 石决明潜阳,偏降肝火,常用于肝经阳亢证。(天麻钩藤饮)

- 龙齿长于镇惊安神。
- 珍珠母长于养心安神。(珍珠母丸)

赭石

赭石味苦,性寒。镇逆降逆,平肝潜阳,凉血止血。

- 旋覆花入气分,降肺胃之气,除痰浊之呃逆。(旋覆代赭汤)
- 赭石入血分,镇降肺胃之气逆,清热养血,止吐衄。(镇肝熄风汤)

- 磁石坠少阴之火,引肺气入肾,为补肾纳气之品。(磁珠丸)
- 赭石镇厥阴之逆,除血脉之热,为养血镇肝之品。(镇肝熄风汤)

- 赤石脂温涩而止久痢、便血、崩漏,偏用于下部出血。(滋血汤)
- 赭石苦寒重镇而止吐衄,疗崩漏,上下部出血皆可用。(寒降汤)

白蒺藜

白蒺藜味辛苦,性平。功能平降肝阳,疏肝郁,散肝风,泻肺气,明目。

$\left\{\begin{array}{l}\text{潼蒺藜偏于补肝肾。} \\ \text{白蒺藜偏于通散肝郁。}\end{array}\right.$

$\left\{\begin{array}{l}\text{钩藤清肝热而息风。(天麻钩藤饮)} \\ \text{白蒺藜散肝郁而息风。}\end{array}\right.$

2. 息风止痉药

羚羊角

羚羊角味咸,性寒,主要有清热解毒、平肝息风、凉肝明目作用。山羊角,性味咸寒,归肝经,功能平肝镇惊。适用于肝阳上亢之头目昏眩,肝火上炎之目赤肿痛及惊风抽搐。

$\left\{\begin{array}{l}\text{犀角凉血解毒作用胜于羚羊角,偏用于心热神昏、血热发斑。(犀角地黄汤)} \\ \text{羚羊角凉肝息风作用胜于犀角,偏用于平肝息风、清肝明目。(羚角钩} \\ \text{藤汤)} \\ \text{山羊角平肝镇惊可代羚羊角使用。}\end{array}\right.$

白僵蚕

白僵蚕味咸辛,性平,有祛风止痉、消痰散结等作用。常用于肝风上扰的头痛头晕,口眼㖞斜,小儿抽搐。

全蝎

全蝎味辛,性平,有毒,有息风镇痉、通络止痛、攻毒散结作用。能引各种风药直达病所。

$\left\{\begin{array}{l}\text{蜈蚣息风镇痉,对于角弓反张,痉挛强直疗效好。(止痉散)} \\ \text{全蝎息风镇痉,对于频频抽动,手足震颤,头部摇动效果好。(摄风散)}\end{array}\right.$

蜈蚣

蜈蚣味辛，性温，有毒。主要有息风镇痉、通络止痛、攻毒散结的作用，常与全蝎同用。

{
蜈蚣息风镇痉，止痛的作用比全蝎好。（止痉散）
全蝎息风镇痉，震颤的作用比蜈蚣好。（牵正散）
}

地龙

地龙味咸，性寒，有清热定惊、利水、通经络、平喘的作用。

{
穿山甲通经活络，引药直达病所。但偏走全身，无处不到。（趁风膏）
地龙通经活络，引药直达病所。但偏于下行，治胀气常用，并能利水湿而消水肿。（补阳还五汤）
}

天麻

天麻味甘，性平，有息风祛痰止痉的作用，最适用于虚风内动、风痰上扰而致的眩晕、四肢麻木、抽搐等症。

{
苍耳子散上部风热，偏治外感实邪的头痛，内伤虚性头痛慎用。（苍耳子汤）
天麻偏治头痛、眩晕属于内风挟痰者，外风头痛较少用。（天麻钩藤饮）
}

钩藤

钩藤味甘，性微寒。有清心热，息肝风，定惊痫，止抽搐的作用。善治大人头晕目眩，小儿惊风瘛疭（手足抽动）。

{
忍冬藤偏于清经络中的风热而治经络的疼痛。
钩藤偏于息肝风、清肝热而治筋脉瘛疭，手足抽搐。（羚角钩藤汤）
}

$\left\{\begin{array}{l}\text{络石藤舒筋活络而治筋脉拘挛,不易屈伸。}\\\text{钩藤息风止痉而治筋脉瘛疭、手足挛急。(钩藤饮子)}\end{array}\right.$

$\left\{\begin{array}{l}\text{白僵蚕祛风偏治惊痫、中风,兼能化痰散结。(牵正散)}\\\text{钩藤息风偏止眩晕、抽搐,兼能清肝心热邪,还能降压镇静。(天麻钩藤饮)}\end{array}\right.$

十六、固涩药

五味子

五味子,其皮味甘,其核辛苦,五味俱全,性温。有敛肺、补肾、养心敛汗、生津止渴作用。

$\left\{\begin{array}{l}\text{五味子止汗,亦能收能养心肺之气。(天王补心丹)}\\\text{山茱肉止汗,偏于滋养肝肾之阴。(六味地黄丸)}\end{array}\right.$

$\left\{\begin{array}{l}\text{金樱子酸涩入肾固精,亦能涩肠止泄。(金樱子散)}\\\text{五味子酸收入肾,亦能敛肺止嗽。(小青龙汤)}\end{array}\right.$

$\left\{\begin{array}{l}\text{五味子炒熟入补益药。(麦味地黄丸)}\\\text{五味子生用治嗽。(小青龙汤)}\end{array}\right.$

乌梅

乌梅味酸涩,性平,有酸涩收敛、生津止渴、驱蛔止痛作用。

$\left\{\begin{array}{l}\text{山楂味酸,不涩不收,而能消积破气。}\\\text{乌梅味酸,酸涩收敛,而能敛肺涩肠。(乌梅丸)}\end{array}\right.$

诃子

诃子又名诃黎勒,味苦、酸、涩,性温,敛肠、敛肺,有温中化痰、开音作用。

$$\left\{\begin{array}{l}\text{生诃子行气消胀,保肺,消痰。}\\\text{煨诃子温胃固肠。(诃黎勒散)}\\\text{诃子皮用于久嗽、喘逆、久泄。(诃子皮散)}\end{array}\right.$$

$$\left\{\begin{array}{l}\text{诃子性温,敛涩止血。(肠风泻血丸)}\\\text{五倍子性寒,敛涩止血。}\end{array}\right.$$

$$\left\{\begin{array}{l}\text{金樱子酸涩,主用于涩固精关。(水陆二仙汤)}\\\text{诃子主用于涩肠止泻痢。(肠风泻血丸)}\end{array}\right.$$

$$\left\{\begin{array}{l}\text{乌梅止久痢、下血,能生津止渴、杀虫。(乌梅丸)}\\\text{诃子止久痢、下血,但苦多酸少,故又能泄气,降肺火。(诃黎勒散)}\end{array}\right.$$

肉豆蔻

肉豆蔻味辛,性温,有燥脾、暖胃、涩肠作用。

$$\left\{\begin{array}{l}\text{肉豆蔻燥脾,偏用脾虚泄泻,并温胃行气。(四神丸)}\\\text{益智仁燥脾,偏用于脾湿多涎,并能补肾、缩小便而治遗尿。(缩泉丸)}\end{array}\right.$$

$$\left\{\begin{array}{l}\text{补骨脂止泄泻,温补肾阳,治肾虚寒而致的大便溏泻。(四神丸)}\\\text{肉豆蔻温脾燥湿,治脾虚寒所致的肠滑便泻。(四神丸)}\end{array}\right.$$

山茱萸

山茱萸味酸而苦涩,性微温,功能补肝肾、强身体,是常用的滋补强壮药。亦能涩精,止尿频,敛汗,益阴。

$$\left\{\begin{array}{l}\text{山茱萸偏于滋肝肾不足之阴,敛阴阳欲绝之汗。(来复汤)}\\\text{五味子偏于敛肺经耗散欲绝之气,收肾脏耗散欲失之阳。(都气丸)}\end{array}\right.$$

> 金樱子固精秘气,亦能收肺气,敛大肠。(金樱子散)
>
> 山茱萸固精秘气,能缩小便,收阴汗。(肾气丸)

桑螵蛸

桑螵蛸味甘咸,性平,有补肾、固精、缩小便作用。

> 桑螵蛸补肾、固精,治遗精,缩小便。(桑螵蛸丸)
>
> 海螵蛸通络、活血,止心痛,制胃酸。(固冲汤)

> 益智仁缩小便,补脾肾,涩精,摄涎唾。(三仙丸)
>
> 覆盆子缩小便,补肝肾,固精气,性味酸涩。(五子衍宗丸)
>
> 台乌药缩小便,除膀胱肾间冷气,止小便频数。
>
> 桑螵蛸缩小便,为固肾而缩小便。(桑螵蛸散)

覆盆子

覆盆子味甘酸,性温,有补肝肾固精,缩小便作用。

> 覆盆子治遗精、滑精,亦能治遗尿、小便频数。(五子衍宗丸)
>
> 金樱子治遗精、滑精,亦能治泄泻、久痢、大便频数。(金樱子膏)

白果

白果又名银杏,味甘苦涩,性平。有收肺益气、定喘止咳、缩小便、止白带作用。

> 白果收肺益气,偏于哮喘兼咳者。(定喘汤)
>
> 五味子温收肺气,纳气归肾,偏于咳嗽兼喘者。(都气丸)

金樱子

金樱子味酸涩,性平,有补肾秘气、涩精固肠作用。

$$\begin{cases} 金樱子秘肾气固精而治遗精。（金樱子膏） \\ 莲须清心固精而治遗精。 \end{cases}$$

海螵蛸

海螵蛸又名乌贼骨,味咸涩,性微温,能入肝肾血分,有通血脉、活经络、补肝血、祛寒湿的作用,并能止血、止带、固精、制酸。

$$\begin{cases} 龙骨收敛,收涩呆滞。 \\ 海螵蛸收敛,收敛之中兼有活血之力。（固冲汤） \end{cases}$$

$$\begin{cases} 桑螵蛸补肾气,常用于固精、缩小便。（桑螵蛸散） \\ 海螵蛸偏于补血,常用于止崩、止带,疗腹痛。（固冲汤） \end{cases}$$

瓦楞子

瓦楞子味咸,性寒。生瓦楞软坚散结,消痰祛瘀。煅瓦楞制胃酸。

$$\begin{cases} 生瓦楞软坚散结,消痰祛瘀。 \\ 煅瓦楞制胃酸。（瓦楞子丸） \end{cases}$$

$$\begin{cases} 海螵蛸通血脉,祛寒湿,而治腹痛。 \\ 瓦楞子软坚散结,消痰积而治胃痛。（瓦楞子丸） \end{cases}$$

$$\begin{cases} 元胡治胃痛,功在活血行气。（安中散） \\ 瓦楞子治胃痛,功在制酸祛瘀。 \end{cases}$$

赤石脂

赤石脂味甘、酸、涩,为常用收涩药,有固涩收湿、敛脱止泻、止血、止带作用。

$\left\{\begin{array}{l}\text{赤石脂涩肠止痢,止血。(赤石脂禹余粮汤)}\\\text{禹余粮涩肠,止血。(妇人漏下汤)}\end{array}\right.$

$\left\{\begin{array}{l}\text{赤石脂酸涩止血,偏治崩漏、便血。(滋血汤)}\\\text{花蕊石酸涩止血,偏治咳血、吐血。}\end{array}\right.$

$\left\{\begin{array}{l}\text{白石脂收敛固肠。(赤石脂禹余粮汤)}\\\text{赤石脂收敛固肠,偏入血分。}\end{array}\right.$

莲子

莲子味甘、涩,性平,有养心健脾、补肾固涩等功效。

$\left\{\begin{array}{l}\text{莲子肉养心健脾。(参苓白术丸)}\\\text{莲子心清热除烦。}\end{array}\right.$

$\left\{\begin{array}{l}\text{莲房炭止血。}\\\text{莲须涩精固肾。}\end{array}\right.$

$\left\{\begin{array}{l}\text{芡实甘平固涩,偏用于固肾涩精。(金锁固精丸)}\\\text{莲子偏于养心健脾。}\end{array}\right.$

浮小麦

浮小麦甘凉,固表止汗。

$\left\{\begin{array}{l}\text{麻黄根固腠理而止汗。(牡蛎散)}\\\text{浮小麦入心经,养心敛液,固表止汗。(牡蛎散)}\\\text{小麦养心除烦,无止汗作用。(甘麦大枣汤)}\end{array}\right.$